小牛针灸
百日学习记

XIAONIU ZHENJIU BAIRI XUEXI JI

牛晋桂◎编著
曹　育◎整理

山西出版传媒集团
山西科学技术出版社
·太原·

图书在版编目（CIP）数据

小牛针灸百日学习记/牛晋桂编著.－－太原：山西科学技术出版社，2024.2

ISBN 978-7-5377-6270-0

Ⅰ.①小… Ⅱ.①牛… Ⅲ.①针灸疗法 Ⅳ.① R245

中国国家版本馆 CIP 数据核字（2023）第 133342 号

XIAONIU ZHENJIU BAIRI XUEXI JI

小牛针灸百日学习记

出　版　人：阎文凯

编　　　著：牛晋桂

责 任 编 辑：郝志岗

封 面 设 计：吕雁军

出 版 发 行：山西出版传媒集团·山西科学技术出版社
　　　　　　地址：太原市建设南路 21 号　邮编：030012

编辑部电话：0351—4922072

发 行 电 话：0351—4922121

经　　　销：各地新华书店

印　　　刷：山西基因包装印刷科技股份有限公司

开　　　本：890mm×1240mm　1/32

印　　　张：3.875

字　　　数：67 千字

版　　　次：2024 年 2 月第 1 版

印　　　次：2024 年 2 月山西第 1 次印刷

书　　　号：ISBN 978-7-5377-6270-0

定　　　价：30.00 元

前　言

久远上古，华夏九州，以黄帝为掌门人，岐伯等人为长老形成了一个医宗门派——天医宗，亘古不变地守护着华夏龙族之繁衍、性命之康健。

我们的故事就发生在天医宗，主角是一位叫牛小牛的孩子，他自小先入方药宗，学习方、药，立志为我华夏万民祛疾疗病，守护着龙脉健康。

随着修炼深入，他发现此宗并不完善，只是天医宗的残篇。他一直对药物的升降出入（从人体哪里出入、从哪里升降），很是疑惑。直到有一天，他无意间在方药宗藏书阁发现一本布满灰尘、不知经历多少岁月的《黄帝内经》，其中竟然藏着针道宗一脉的功法秘籍。

从此，牛小牛踏上了全新的天医宗修炼之路……

　　从现代医学来看，中医就像玄幻小说，就算是中医人也经常会使用玄学的说法。确实，针灸、中药带着一点玄之又玄的味道。在编写本书的时候，我就在想，到底以哪一种方式来讲解，才能让大家更好地理解和运用针灸呢？无意之中我看到了与中医观点相似的修真小说，不禁想到人来到世间其实就是一个修炼的过程，学习中医也是一个修炼的过程，从感兴趣但不懂，到理解，再到熟练，最后到应用自如、得心应手。那么我就以修炼的方式，与大家共同学习这一中华民族的瑰宝！

　　修炼得有一个大的背景环境，大家要把自己定位在上古时期，正与先贤、大能坐在一起，共同探讨天地之道。上古时期，华夏九州，以黄帝为掌门人，岐伯等人为长老，形成了一个医宗门派——天医宗，亘古不变地守护着华夏龙族子孙之繁衍、性命之康健。我们修炼的故事，就从天医宗开始。

　　天医宗是所有医学宗派的总称，天底下的医家本是一派，都属于天医宗的旁支，后来由于华夏龙脉的改变，也就是文化的改变、地域格局的改变、生活方式的改变，使东方人与西方人、南方人与北方人之间形成了各种差异，产生了《黄帝内经·异法方宜论篇》之中东、西、南、北、中各地不同的治法，出现了砭石、方药、针刺、艾灸、导引按蹻等不同治疗方法。

天医宗有两个大的派别，分别为运用针灸治疗疾病的针道宗和运用方药治疗疾病的方药宗。古代名医、大能都是针药并用，后来很多医生只会用方药不会用针灸，或者是只会用针灸不会用方药。经过历史的演变，两个派别的分化越来越明显，天医宗也由此进入了衰退期，少有兼顾针药的、真真正正的天医宗医者。

而如今，正值中华文化复兴之时，针药并用的医道也将重新在中医界兴起。我们的故事，讲述的就是方药宗一位叫做牛小牛的孩子进入针道宗修炼的过程。

下面，大家跟着我走进这个故事，一起进入中医的殿堂吧！

天有天医星，地有天医位，人有天医术。

凡入天医宗者，皆受天医星灵力守护。

天医星源于中国古代的玄学，是掌管疾病的星神。古人讲究天人合一，在天成象有天医星，在地成形的阳宅地理位置上有天医位，而在人事中，八字带有天医星，受到天医星灵力加持守护的人，容易走上学医之路，医术也更容易进入高层次阶段。在上古时期，凡是进入天医宗的人，都会受到天医星的守护，治病救人也是上天授予的使命。

牛小牛得天医星守护，自小修炼方药宗的功法，为我华夏万民祛疾疗病，守护龙脉健康。但是随着修炼的深入，他发现方药宗并不完善，有一半疾病难以治愈。另外，药物的升降出入，从何处起、何处降，全都看不见、摸不着，像进入了玄幻的世界一样。于是乎，他猜想是不是只会用方药的医者，只学到了医术的一半？

直到有一天，牛小牛无意间在方药宗藏书阁发现了一本满是灰尘、不知经历多少岁月的《黄帝内经》，发现其中别有一番天地，藏着针道宗一脉的功法秘籍，也由此证实了他的猜想。从那以后，牛小牛把理法方药、脏腑辨证、经络辨证、穴位辨证统统汇于一处，真真正正地踏上了完整的天医宗修炼之路。

介绍完了故事背景，下面我给大家说一下针道宗修炼的主要内容，以及需要以什么样的心态进行学习。

针道宗筑基是天医宗修炼的基础，分为三篇：修炼篇、阵法篇和历练篇。修炼篇主要讲的是指力、体魄、针法、手法的修炼，可使修炼者达到一个熟练掌握针灸技法的境界，这几方面看似简单，实则需要下很大的功夫。阵法篇是讲在治疗疾病的时候如何辨证选经取穴，把各个穴位配合起来，这是一套组合针灸阵法。历练篇就是讲怎样治病，技法和阵法学好了就要开始运用。

在学习针道的过程当中可能会穿插方药的内容，是为了帮助大家更好地理解针道，因为这两者的理论体系同出一脉，都是一个源头。我们作为天医宗的传承人，自然而然就要学会针灸之道和方药之道，两者兼顾，不可偏颇，这样在临床中面对难题的时候，才不会束手无策。

本书旨在为读者打下一个良好的针灸基础，以便于更好地学习古代先贤前辈的经典著作，讲的内容可能有点烧脑，不同于教科书，也有别于当前主流的针法，希望大家参阅的时候放开自己的思维，不要受到固有思维模式的局限。中医学博大精深，派别林立，每一派都有自身的优势和不足，在这种情况下怎样去选择性地吸取其中的精华？这就需要大家放开自己的思维，思维的格局有多大，有用的东西就能学多少。我会把个人的针灸经验与大家分享，希望能够对大家有所启迪，提高临床的针灸疗效。

最后，把我的老师曾经送给我的一句话送给大家："'技艺无高下，功力有深浅'，无论你学习针灸还是中药，无论你学习哪一个流派，都不重要，重要的是你有没有打好基础。"进入针道宗的修炼之后，大家要用心学习、耐心练习、认真运用，这是一条艰辛的路，需要一步一步打好基础，基础功力深厚了，很多难题就会迎刃而解。"靡不有初，鲜克有终"，坚持不懈，必有收获！

那么，从现在开始，我们就跟着牛小牛一起进入针道宗的修炼吧！

目　录

修炼篇

针道宗筑基分为三层：

第一层：炼体，即修炼体魄。针刺并不是拿起针就刺，而要先锻炼指力、腕力和心力，才能进入下一步的修炼。在指力不足的情况下扎针，常会出现弯针、断针，患者也会有明显的疼痛感。

第二层：练气。在炼体的基础上，练出人体的正气——浩然之气。还要练出指尖之气，就是指尖对针下的感觉，即下针的深度，针下的层次、气感。针下的气感各有不同，有的是螺旋式，有的是前后运行式，有的是下坠的吸引力，有的是排斥力……

第三层：明堂识脉。前两层修炼好了，才能进入这一层——理论的学习。过去有一本书叫《黄帝明堂经》，书中黄帝与岐伯坐于明堂，谈论针道。我们从这里开始学习十二经脉、任督阴阳大脉和分经定穴的本领。穴位是固定的吗？在什么位置下针效果最佳？穴位里面到底有什么？穴位是立体的、是平面的还是点状的？这些问题都会在本书中一一讨论。

接下来要讲的是具体的修炼方法，大家在这里重新开始，先把以前学习过的理论都放下来！

炼体

针灸的基本功——炼体。体是身体，是体能，也是指力、腕力和心力。说到指力、腕力和心力，我先给大家分享一下具体的修炼方法。

指力

指力的锻炼。首先要知道针刺的时候用哪几个指头，常用的是食指、中指和拇指，其他指头也可能参与，共同发挥作用。在临床中，有用两个指头扎针的手法，也有用三个指头扎针的手法，民间也有很多其他的扎针手法。学习要循序渐进，先掌握基础的手法。

刚开始的时候，最好先练习空捻针，不用针灸针，拇指、食指和中指三个指头先捏紧，拇指再慢慢地向前、后捻动，这是为了先练手指的感觉。

每天早上起来以后，拿出 10 分钟的时间练习空捻针这个动作。每天要练到感觉鱼际、虎口处发酸，或者大鱼际发红，练习量才算达标。假以时日，指力会大幅度提升，而且手指的敏感度会增强，有助于针刺，亦有助于诊脉。这是炼体中锻炼指力的一种初级方法。练习一至两个礼拜以后，可以进入第二步的训练——捻针。刚开始的时候，不要选择太细、太长的针具，最好使用粗一点的 1 寸针进行练习。因为这个阶段指力和腕力还不够，使用细针或者长针的时候容易弯针，选择粗针可以减少这种问题，有助于培养信心。

每天捻针的时候注意力要集中在手指上，细细地去体会，不要去想其他的事情，否则很难培养出心力。中医讲"调神机、守神机"，说的就是要集中精神，这样才能够真正取得好的效果。

练习捻针和空捻针一样，都需要锻炼到大鱼际发酸、发红，甚至手指头不听使唤，这才算锻炼到位了。每天锻炼的时间不用太长，指力的训练靠的是日积月累，十天半月以后，就有一定的基本功了。

腕力

腕力的锻炼。日常生活中随时都有机会锻炼腕力，比如提重物。平时还要多活动腕关节，以增强它的灵活性。腕力不像心力那样很难锻炼，至于具体怎么锻炼心力，也就是专注力，在第二层功法练气篇中，我会详细给大家讲解，目前阶段先把指力、腕力练好。

大家要记住，针灸不只是一门技术，也是一门艺术，大家要细细地品味、多多地锻炼，哪怕已经初步掌握了针灸技术，也需要不断加强，坚持锻炼才能有新的收获。

进针

捻针学习完就要开始学习进针的方法了，先准备一个针刺练习包，不要太软，也不要太硬，越往后锻炼，针刺练习包可以做得越扎实，扎实的针刺练习包可以练出更强的指力和腕力。若没有针刺练习包，可以用卫生纸、肥皂等来替代。每天用 10 ~ 20 分钟的时间练习进针，不要着急练习提插、捻转等手法，学习要一步一步地深入。

练习进针的时候一定要有耐心，切忌心急，尽量选用较粗的针具，规格为 0.35mm × 25mm 的针比较适合初学者练习。

持针的时候先用拇指和食指夹紧针柄，中指对准穴位并抵住针身。然后，拇指、食指、腕部同时用力，将针尖迅速向前推进，进针的同时捻针。食指发力时，针尖不要离穴位太远，这样不利于进针，也不要在皮肉对异物产生阻力时强行进针，患者会感到不舒服。由于临床中对针刺时消毒的要求愈加严格，市场上出现了套管针，这种针具可以在手指不接触针身的情况下完成进针，也可以保证进针位置的准确。而在实际操作中，除非针具本身很粗或是施针者指力很强，否则都难免会用到中指接触针身来辅助进针。

平时练习捻针的时候，针一定要持平，以提高手指对针灸针的掌控能力，这样在进针时才能不偏不倚，针也不会在手中乱跑。当针刺进人体，针体发生左右偏移的时候，会产生疼痛感，不利于候气。

练习进针准确度的时候，可以在针灸包上画上纵横交错的十字格，线条的交点相当于穴位所在，先对准线条针刺，再对准交点针刺。

练好进针以后再训练提插、捻转补泻手法。在学习治疗前，先把基础打扎实了，这样以后不论学习什么针法，上手都会很快。

这就是第一层的炼体。

练气

《素问·上古天真论篇》里说："上古有真人者，提挈天地，把握阴阳，呼吸精气，独立守神，肌肉若一，故能寿敝天地，无有终时，此其道生。"这几句话很重要，"呼吸精气，独立守神"就是《黄帝内经》的真气运行方法，也是一套呼吸吐纳的方法，这两句话我最开始也不理解，直到接触到了内家拳的站桩功法我才逐渐明白。

气与针灸、中药都密不可分，一般人很难察觉到。古人说，针刺得气的时候，手下的感觉"如鱼吞钩之沉浮"，但是实际临床中，有的人手下并没有这种得气的感觉，而练气的人能更敏感地感受到气的运行。

作为中医人，最好能选择一套功法去修炼，不论是对提高临床疗效，还是增强体质、延年益寿，都有益处。可以选择太极拳、形意拳、八卦掌这些内家拳法。一位合格的中医大夫除了要有治病救人、悬壶济世的胸怀，还要有强健的体魄以及保护自身的本领。

平时可以用一个小方法来练习，先用眼睛看自己的鼻尖，三四个呼吸后，闭目养神，把注意力集中在气海穴、关元穴周围，不要集中在皮部表面，而是皮内一两寸的位置。什么也不管、什么也不想是错误的，要想一件事——气沉丹田，这样可以练习专注力，练习久了心力也就有了，慢慢地就能体会到进针后针尖下的感觉。有了心力的注入，针刺的疗效能再提高一个层次。

如果别的功法全都学不会，那么就选择最简单的站桩。心力对体会针灸、体会经脉、体会穴位都有很大的帮助。心力修炼到一定程度后，望闻问切的水平会相应得到提升，对病气的体会及把握就更深了。

大家经过一段时间的炼体、练气后，就可以进入第三层明堂识脉定穴的修炼。

明堂识脉定穴

第三层，明堂识脉定穴。我们首先要讲十二经脉的循行。然后会讲到分经定穴，我只节选出十个穴位进行讲解，临床遇到疾病时，大家可以通过这些思路去认穴、选穴。作为针灸大夫，学习经络是重中之重，也是基础。

无论学习哪一门派的针灸，都涉及经络循行。有人说，奇经、奇穴不属于正经，无须学习，这个概念是错误的。所有的奇经、奇穴都是在正经的基础之上才有的发挥，从而形成经络中颇具特色的存在。中医界有很多针灸高手，都是在坚实的经络基础之上逐渐形成了自己的用针、用穴风格。

讲十二经脉，要以《黄帝内经》为主。即使大家原来接触过其他的针灸流派，也要尽量去看《黄帝内经》，学习传统针灸。

我把十二经脉称作十二龙脉。讲十二龙脉，就要先讲循行部位。《黄帝内经》里面一直用到天人合一的观点，近取诸身、远取诸物、取类比象，用自然界的水域对应经脉，手太阴肺经是河水，手阳明大肠经是江水，足阳明胃经是海水，足太阴脾经是湖水，手少阴心经是济水，手太阳小肠经是淮水，足太阳膀胱经是清水，足少阴肾经是汝水，手厥阴心包经是漳水，手少阳三焦经是漯水，足少阳胆经是渭水，足厥阴肝经是渑水。每一条经脉的气血流注不同，古人通过江河湖海中各水域之间的差异来反映人体龙脉之间的差异，这是天人合一的观点。现在，自然环境被破坏，河流改道或者已经干枯，很多古书上记载的水流都找不到了。

下面，给大家讲每一条龙脉与循行部位的关系，这些都是很基础、实用的内容，在针灸临床过程中都会用到。

肺手太阴之脉

第一条，手太阴肺经河水。这条龙脉很有趣，它起于中焦，也就是胃脘部，在中焦与足厥阴肝经相接，又向下行，联络于大肠，然后自大肠返回，循行环绕胃的上口，向上穿过横膈膜，属于肺，再沿着气管上行至喉部，从锁骨后横走并由腋窝部出于体表，沿着上臂的内侧入肘中，再下行至腕后高骨处（列缺穴）入于寸口，然后终于拇指端；另有一条支脉，从手腕后方分出，沿列缺下行至食指端与手阳明大肠经相接。这就是手太阴肺的河水在人体中流通、循行的大致路线。还有一些小的络脉比较复杂，我们暂且不讲。

每一条经脉在经气发生病理变化时，都有其特殊的症候群表现，手太阴肺经如果出现问题，就会影响到肺、胃、大肠等脏腑及咽喉、肩膀、手臂、鼻、皮肤等部位，进而影响到人体的正常生理状态。

《黄帝内经》当中提到，肺经如果出现实证，就会有手掌潮热、咳嗽、胸闷气短、小便量少或频数、易患痔疮等症状，肺与大肠相表里，肺经病变亦可影响大肠经，肩膀疼痛是肺经病变可能出现的病症。急性咽痛，或是感冒时的咽喉疼痛，常用少商放血治疗，这就是所谓的"经络所过，主治所及"。肺经实证还会出现喘息气促、胸胁胀满、咳逆上气、咽喉肿痛、咳嗽痛引胸胁等。这些就是肺经病变经常出现的一些问题。肺经气血不足会导致肺经虚证，一般会出现脸色苍白、毛发干枯、流涕、畏寒、手脚冰冷、肩背酸痛、容易感冒等症状。

肺气虚时患者会出现呼吸细微、语声低弱、自汗恶寒、气喘乏力、痰多清稀等症状；肺阴虚的时候会出现咳血、口渴、咽干、颧红、潮热、盗汗等症状。最根本的治疗原则就是"实者泻其子，虚者补其母"，肺经实证泻尺泽，肺经虚证补太渊。

《黄帝内经》里还有一种疾病的诊断方法，通过归纳症状推测出病变的经络。什么样的症候群归到哪一条经？是虚证还是实证？是寒证还是热证？这些都可以通过经络诊断法迅速地诊断出来。这种诊断方法对临床诊病来说意义重大，辨证精确、迅速，比八纲辨证更简单易学，与六经辨证不相上下！

大肠手阳明之脉

第二条，手阳明大肠经江水。它起始于食指的指端，从指端发出后接纳手太阴肺之经气，沿着食指桡侧的上缘，经第1、2掌骨之间，再沿前臂外侧入肘弯外侧，然后沿上臂外侧前缘达于肩关节上方，向后与督脉之大椎穴交会，再向前入锁骨上窝缺盆处，并下行络于肺脏。向下穿过横膈膜，属于大肠。其在颈部有一条分支，从缺盆部上行至颈部，经面颊进入下齿之中，又返回经口角到上口唇，交会于人中，左脉右行，右脉左行，行于对侧鼻孔旁，在鼻翼旁的迎香穴处与足阳明胃经相衔接。还有一条小分支，通过大肠的络脉下行，经大腿内侧往外侧走，下行到胫骨外侧足阳明胃经的上巨虚穴，这叫下合穴。

手阳明大肠经实证会出现大便秘结，可以用《伤寒论》中的承气汤类方来治疗，另外，用针灸的方法泻大肠经，也可以达到和承气汤类方一样的效果。张仲景善于针药并用，《伤寒论》中也有经络辨证和症状归类，大家要仔细研究。现在只用张仲景的方剂，而把他的针灸理论扔掉了，这是很遗憾的事情，也不利于解读《伤寒论》。言归正传，大肠经实证，还会出现痔疮、肩部疼痛等症状。有的患者在大便秘结的同时会伴有肩关节酸痛，两者均是大肠经病的证候，在这种情况下先通大肠腑，肩关节酸痛也会随之消失。《伤寒论》里面六经的"经"不等同于十二经络的"经"，但在六经病变中必定包含着十二经脉循行所过部位的疾病。

大肠经的虚证可见腹泻、肠鸣、肩膀酸困、荨麻疹、湿疹、腹痛、四肢发冷等症状。

《黄帝内经》里还提到很多大肠经病的症状，比如大肠经实证会出现的牙龈肿痛、口干、流鼻血、咽喉疼痛、面颊肿痛、腮腺炎等；大肠经虚证会出现手足疲软无力，肌肉萎缩、痉挛、疼痛、重着、酸麻，卫外功能不足容易感冒等。

手阳明大肠经和足阳明胃经有一个重要的共同特点就是多气多血，与人体抵御外邪的功能关系密切，在临床当中常常能观察到这点。大肠经的实证与虚证最根本的治疗原则就是"实者泻其子，虚者补其母"，实则泻二间，虚则补曲池。

学习针灸有两个重点。第一，取穴要精准；第二，记住每条经脉主治疾病的症候群。针灸选择的穴位过多会影响疗效，并不是所有的疾病都适合于用多针法，尽量精益求精。同时，也能锻炼自己的辨证选穴思维。

胃足阳明之脉

第三条，足阳明胃经海水。这条龙脉起于鼻孔两旁（迎香穴），由此上行交于鼻根部，与足太阳膀胱经于睛明穴之后交会，折回向下行，沿鼻的外侧，入于上齿龈内，回转交会于督脉人中穴，环绕口唇，再向下交会于口唇下方的承浆穴处，左右两脉在此相交，然后下行沿下颌到大迎穴，再沿下颌角上行至耳前方，与足少阳胆经的上关穴交会，沿着发际到前额与督脉交于神庭穴。其支脉，从大迎穴下行，沿咽喉进入缺盆，向下贯穿横膈膜，入属于胃，而络于与本经相表里的脾。其直行的经脉从缺盆处沿乳房的内侧下行，再向下夹行于脐的两侧,直下于气冲穴;一支脉从胃口分出,沿腹内下行,至气冲部与直行脉相会合。再由腹股沟下行,沿着大腿下行至膝盖,并沿胫骨外侧下行至足背,止于第2足趾的外侧端;还有一条支脉,在膝下3寸的地方分出,下行到足中趾的外侧端;另一条分支,从足背面中心处行至足大趾内侧,与足太阴脾经相衔接。

足阳明胃经实证会出现易饥饿、大腿外侧压痛、起床后前额痛、胃酸过多、口臭、大便秘结、小便黄赤等症状。胃经虚证会出现胃胀、食欲不振、腹痛、腹泻、呕吐、下肢疲倦乏力、消化功能减弱等症状。

《黄帝内经》里面还提到胃经实证会出现面肿、齿痛、心腹胀满、发热、口渴、神昏谵语等症状;胃经虚证会出现食少、面目虚浮、下肢无力等症状。

熟悉这些症候群,有助于快速、准确地诊断疾病。治疗胃经病最根本的治疗原则就是"实者泻其子,虚者补其母",实则泻厉兑,虚则补解溪。

脾足太阴之脉

第四条,足太阴脾经湖水。它起始于足大趾端,这里接纳的是足阳明胃经的经气。从足大趾内侧处起,沿着舟骨内侧上行经足内踝的前方，斜向内上方走行，经内踝上方到达胫骨后缘，向上行于内踝上 8 寸处与足厥阴肝经交会。

这里讲一下三阴交穴，古时此穴位位于内踝上 8 寸，因为只有这个地方足太阴脾经才与足厥阴肝经和足少阴肾经交会。现在书中所写的三阴交穴，并无三条阴经在此处相交，之所以称之为三阴交穴，这是针灸传承中出现的一个错误。位于内踝上 3 寸胫骨后缘的三阴交穴本应该叫作太阴穴，内踝上 8 寸处才应是三阴交穴，只有这样才符合经络的循行，才符合古人定此穴名的初衷。我们要把它纠正过来。

足太阴脾经与足厥阴肝经交会后继续上行，沿胫骨后缘，循行于足厥阴肝经之前，经过膝关节内侧，沿大腿内侧经腹股沟进入腹部。

足太阴脾经不是浮于体表。阳经浮于体表，阴经沉于体内。阳在表，阴在里。表里经空间位置是不一样的，并不仅是抽象的表里，而是具体位置上的表里。

足太阴脾经是阴经，它行于腹内，而不是腹部的表层。古代的医家认为腹部的表层是没有足太阴脾经循行的，后来人们逐渐发现足太阴脾经走行于腹内深处，同时，它的经气可以外散于腹部表层，产生穴位反应，才有了现在的腹部经络穴位分布。其他地方的穴位分布情况和腹部的不同，相比之下腹部穴位分布的位置太整齐了，就像背部的穴位一样，整齐到令人怀疑，这个问题值得大家去思考。

足太阴脾经在腹内上行，属于脾，而络于胃。然后上行穿过横膈膜，沿着食管穿过胸腔，分布到咽喉、舌根、舌下。有一分支由胃腑处分出，上行穿过横膈膜，注入心中，在心与手少阴心经相衔接。

脾之大络上行至胸部，然后从胸部走行至腋窝，终于渊腋下3寸，即第6肋处的大包穴。

足太阴脾经循行经过的部位主要有下肢、腹部、脾、胃、胰、胸、咽喉、舌等。脾经实证会出现胃胀、食欲不振、胁下疼痛、易呕吐等症状；虚证也会出现胃胀，还有消化不良、倦怠无力、上腹部疼痛等症状。

《黄帝内经》中记载，脾经实证会出现胸腹胀满胀痛、二便不利、身体困重、食欲不振、下痢、黄疸等症状；虚证会出现纳差、四肢无力、神疲倦怠、腹胀、肠鸣、便溏泄泻、食后消化不良、腹痛喜热等症状。

临床辨治脾经病时要抓住主要症状。脾经病最根本的治疗原则就是"实者泻其子，虚者补其母"，实证泻商丘，虚证补大都。

心手少阴之脉

第五条，手少阴心经济水。这一条经脉起于心中，从心出来以后就联属于心脏周围脉管等组织，然后向下贯穿横膈膜，络于与本经相表里的小肠。由心脏发出左右两支，一支沿食管两侧，经咽喉部，穿过上颌，到达眼眶内，分布于眼球后方，进入脑的脉络，在此处与脑发生联系，即入眼络脑；另一分支沿肺的上方沿锁骨到达肋骨外侧，下行到腋窝，从腋下穿出至上肢，再沿上肢的内侧缘下行，过肘，沿尺骨内侧到腕关节，入掌内，行于第4、5掌骨之间，再沿着小指桡侧直达小指端，与手太阳小肠经相衔接。

手少阴心经出现问题的时候，会影响到心脏、小肠、咽喉、舌、眼睛、胸肺、上肢等。心经实证会出现脸色苍白、易疲劳、易心悸、呼吸不畅、血液循环不良、眩晕、口干、口苦、掌心发热等症状。掌心发热是一个特殊的症状，"五心烦热"就是手心、脚心、掌心热加上心烦；还有一种手心发热伴有汗出的情况，就是阳明胃热，阳明腑实证就会出现这种情况；另有一种掌心发热的情况容易被大家忽略，就是有心经实证的时候，会同时伴有口干、口苦。一般用泻心汤、导赤散或者清心汤可以治疗，不能一说口干、口苦就认为是肝胆的问题。大家在治疗效果不好的时候，要摆脱原来一贯使用的辨证思路，回归到原始的经络辨证关系上来，这样能更准确地辨证。如果同时出现掌心发热和胸闷心慌，就可以诊断为心经上的疾病了。心经虚证会出现易疲乏、四肢沉重、胸口沉闷、心慌、掌心发热、皮肤泛红等症状。

《黄帝内经》里除了这些，心经的实证还会出现心烦、脉数、口渴欲饮、目赤肿痛、胸中闷热、睡眠不安、谵语、癫狂等症状；虚证会出现心悸怔忡、失眠、健忘、心中似饥、多梦、忧虑、胸闷胸痛等症状。治疗心经的虚证与实证最根本的治疗原则就是"实者泻其子，虚者补其母"，心经实证泻神门，虚证补少冲。

小肠手太阳之脉

第六条，手太阳小肠经淮水。它起始于手小指尺侧的末端，在此接纳手少阴心经之经气，沿着第5掌骨尺侧经过腕关节上行到肘部，沿上臂外侧缘斜向上至肩关节后方，经肩胛上角到达大椎穴，再沿此处向前到达锁骨上窝，下行入胸中，沿食管络心。过横膈，抵于胃，下属小肠。有一分支从缺盆沿颈部上行到下颌角，至外眼角，再向后折返沿颧骨弓入耳中。另一分支从下颌角处斜行绕过颧骨，到鼻外侧再向上行到达内眼角与足太阳膀胱经相交，再向下斜络于颧部。

我们会发现手太阳小肠经在面部的循行极其复杂，所以此经是学习的重点。它还有一条小分支，从小肠分出，沿腹股沟斜向下行于足阳明胃经与足太阴脾经之间，一直到下巨虚穴处与足阳明胃经相会合，下巨虚穴是小肠经的下合穴。

如果手太阳小肠经出现问题，会影响到上肢、肩背、心、胃、小肠、颈项、眼、耳、舌、下肢等部位。临床中，基于"经脉所过，主治所及"的原理，常用小肠经的后溪穴治疗眼部、颈部、肩背、下肢的疾病。小肠经实证会出现颈部疼痛、耳后疼痛、腹部胀痛、便秘、扁桃体发炎等症状。小肠经出现虚证时，因为小肠分清泌浊的功能减退，所以会出现腹泻、耳鸣、听力减退、呕吐等症状。头痛和耳后疼痛，不论是虚证还是实证中都会出现。在《黄帝内经》里，小肠经实证还会出现目黄、面颊肿痛、齿痛、颈肩部疼痛、腹胀等症状；虚证会出现耳聋、项强、腰痛不可以俯仰、胸闷、心慌等症状。治疗小肠经的虚证和实证最根本的治疗原则就是"实者泻其子，虚者补其母"，小肠经实证泻小海，虚证补后溪。

膀胱足太阳之脉

第七条，足太阳膀胱经清水。足太阳膀胱经是全身最长的一条经络。在《伤寒论》中，太阳病篇是全书的第一篇。

太阳病篇讲的很多症状都发生在膀胱经的循行部位上。经络辨证与六经辨证这两套理论体系之间有着惊人的相似，大家从经络入手学习《伤寒论》，会发现另一番天地。我们现在讲足太阳膀胱经，该经起始于内眼角，在此处接纳手太阳小肠经的经气，向上交会于头部的百会穴。从头顶向两侧各分出一条支脉向下至耳上角。大家一定要记住，经脉不仅仅在体表循行，它还会深入脏腑。其直行经脉，从头顶入颅内络脑，再浅出沿枕项部下行，沿肩胛内侧脊柱两旁下行到达腰部，进入脊旁肌肉，入腹内，络于肾，属于膀胱。一支脉从左右肩胛内侧分别下行，穿过脊旁肌肉经过坐骨结节与胆经交会于环跳穴，下行到腘窝；另一支脉从腰中分出，向下夹脊旁到臀部，经髂后上棘达腘窝外侧，两支脉交会于腘窝，并行后下行到承山穴，斜行经过足跟腱外侧再下行经过外踝，从外踝向前沿着足外侧面抵达足小趾外侧末端。在这里补充一点，目前普遍认为足太阳膀胱经在八髎穴处，有一个曲折回旋，但在《针灸甲乙经》里，上髎穴为太阳经和少阳经之络，次髎穴、中髎穴、下髎穴没有记载所属之经，会阳穴是督脉气之所发，所以此处的曲折线不合理，也不符合临床，故足太阳膀胱经不需经过八髎穴，直接下行。经络循行应该是很圆滑柔顺的，不会大起大落。

足太阳膀胱经病的症候群几乎涵盖了整个后背、下肢和头部后侧面、头顶等部位疾病的症状。并且膀胱经上有五脏的背俞穴，五脏出现问题也会在膀胱经上出现相应的反应点。《伤寒论》的太阳病篇是第一篇，太阳病涵盖的病种很多，太阳病篇方剂的加减法亦多。

足太阳膀胱经的经气不通会影响到眼、耳、头、颈椎、腰椎、坐骨神经、肾脏、膀胱等。膀胱经的实证会出现后背肌肉僵硬酸痛、颈部酸痛、头痛（排便时尤重）、头晕、尿频等症状。太阳经出问题就会出现太阳病，主要的症状有后背发凉、项背部肌肉酸痛僵硬、头痛、排尿失禁或不畅、坐骨神经痛、易患痔疮等。不论经络出现实证还是虚证，都会影响其循行部位的经络、脏腑，所以膀胱经实证和虚证都会出现坐骨神经痛和痔疮。

《黄帝内经》中提到，足太阳膀胱经实证会出现身痛恶风、头痛、耳聋、癫狂、腰部寒热疼痛等；虚证会出现小便淋漓频数、遗尿、尿闭、浮肿等。治疗足太阳膀胱经的虚证和实证最根本的治疗原则就是"实者泻其子，虚者补其母"，膀胱经实证泻束骨，虚证补至阴。

肾足少阴之脉

第八条，足少阴肾经汝水。这条经络循行经过腹部，足少阴肾经原本在腹部是没有循行部位的，后人认为经气发于体表，就把腹部的经络给补上了。它起始于足小趾端，承接足太阳膀胱经之经气，斜行走向足心处，过足巨骨、足跟骨、足舟骨到内踝后方，分出一条小支脉，分布于足跟内侧面。肾主骨，肾的经络又经过足跟部，出现足跟痛要考虑是否是肾出现了问题。经脉经过内踝后上方，沿着小腿的内侧，上到腘窝内侧，循大腿内侧向上，在耻骨处入腹内，左右会于中极穴、关元穴，即足三阴经和任脉交会之处。再由此上行到第2腰椎，分布于肾，下络膀胱。其直行支脉从肾继续上行，贯穿肝脏和横膈膜，进入肺脏，再从肺脏沿着喉咙上行抵于舌根，与会厌相连；另有一条支脉，从肺分出，联络心，流注于胸中，与手厥阴心包经相衔接。

足少阴肾经循行经过肺脏，肾与膀胱相表里，所以肺与膀胱也有一定的联系。这也就能解释如下这些问题：为什么感冒以后会出现急性肾炎、水肿这些病变；为什么肺为水之上源，能通调水道，又可以利尿消肿；麻黄为什么可以利水消肿，等等。

肾经还有一条腹外支，为经气所发、行于体表的一支。它从耻骨行于体表，上行至小腹与冲脉并行于体表，再上行分布到腹正中线外侧 0.5 寸的地方，然后直接上行于胸正中线于乳头之间，到锁骨下俞府穴处，与腹内行支交接。还有一条小分支，从内踝后方分出，斜行足面，到足大趾，接足太阴脾经之经气，我们常说"脾肾同治""脾肾阳虚"，理论基础是脾肾之间有经脉沟通。所有经络都互相沟通，但有关系密切和疏远之分。

足少阴肾经病的症候群包括耳、下肢、腰背、咽喉、舌、耳、生殖器等经脉循行所过部位的病变症状。需要特别提一下咽喉，在《伤寒论》里面有一个病证叫少阴咽痛，少阴就是肾经所过的部位，它是肾经症候群里的一个典型代表。《伤寒论》里少阴病还会出现脉微细、但欲寐的症状，这就是精神方面的问题了。大家要去思考为什么少阴病会出现精神方面的问题。

肾经实证会出现耳鸣、听力失常、口干、小便混浊、血压异常、月经异常等症状；肾经虚证会出现腰腿怕冷、腰膝酸软、尿频、尿少、便秘、眩晕、健忘、听力失常等症状。

《黄帝内经》中记载，足少阴肾经的实证还会出现头顶痛、咽喉疼痛、舌干、心下热结、心痛、小儿惊风、失神昏厥等症状；虚证会出现耳聋、齿摇、腰膝酸软、遗精、阳痿、尿少浮肿、咽干口燥、头晕目眩、盗汗、夜间发热、心烦失眠等症状。治疗足少阴肾经的虚证与实证最根本的治疗原则就是"实者泻其子，虚者补其母"，实者泻涌泉，虚者补复溜。

心包手厥阴之脉

第九条，手厥阴心包经漳水。这条龙脉起始于胸中，在心包处接纳足少阴肾经之经气，下行穿过横膈膜，联络上、中、下三焦。体外分支沿胸上行至腋窝，实际是从腋下 3 寸脾经大包穴附近穿出，上行至腋下，然后沿上臂内侧下行至肘窝中，沿前臂下行于两筋之间，到腕关节正中的大陵穴，再经过掌心达到中指端。另一条支脉，从掌心行至无名指外侧末端，并在此处与手少阳三焦经相衔接。

手厥阴心包经病的症候群包括心、胸部、三焦经循行部位的病变症状。心包经实证会出现头晕、头痛、掌心发热、便秘、嗜睡等症状；心包经虚证会出现失眠、多梦、心悸怔忡、气喘、声音低微、掌心发热、手指屈伸不利、胸痛、胸闷等症状。

《黄帝内经》中记载，心包经实证还会出现心烦躁热、癫狂、喜笑不休、胸痛、热病无汗、呕吐、目赤、咽喉疼痛等症状；心包经虚证会有心痛、四肢厥冷、内热、烦闷、猝然昏倒等症状。治疗手厥阴心包经虚证与实证最根本的治疗原则就是"实者泻其子，虚者补其母"，实者泻大陵，虚者补中冲。

大陵穴是心包经的原穴，其他经脉的原穴都叫太渊、太白、太冲、太溪，都是"太"字辈，唯有大陵不同，可能在世代流传的过程中，笔画出现了错漏，人们误将"太"字写成了"大"，它的本名可能叫"太陵"。

大家应该熟练掌握经络的循行，构建出经络体系大致的框架，这样就可以知道每条经络会出现什么问题，会影响到哪些部位，应该怎么样去治疗。

三焦手少阳之脉

第十条，手少阳三焦经漯水。这条龙脉的循行路线起始于无名指指背的尺侧端，接纳手厥阴心包经的经气，向上行于第4、5掌骨间，再沿着手背斜行至腕部，行于前臂外侧尺骨和桡骨之间，到达肘关节尺骨鹰嘴桡侧，经上臂外侧到达肩部后，向前进入缺盆，分布于整个胸腔，联络心包，向下穿横膈，入属于三焦。其支脉，由膻中分出，向上至缺盆，经侧颈和耳后，上行至耳上角，再绕耳廓由向下到达面颊部，直至眼眶下部。另一支脉从耳后入耳中，再出于耳前，再斜向上行，经过颧骨弓上方，在面颊部与上一条支脉相交后，到外眼角与足少阳胆经相接。

手少阳三焦经还有很多络脉，在腘窝外侧，也就是在委阳穴处与足太阳膀胱经相联系。我们先学习了解大的主干支，这样可以更容易理解什么叫下合穴。为什么手少阳三焦经经脉循行在人体上部，而在腘窝处有一个委阳穴相呼应呢？因为手少阳三焦经通过内在的经脉循行到下肢，与其他经脉产生了联系。

三焦经的病变会影响到耳、眼、侧头部、颈部、肩背、上肢、心胸、胃等，还会影响下肢，甚至影响腹腔。三焦经实证会出现偏头痛、耳痛、耳鸣、上肢痛，还有颈关节、肩关节、肘关节、膝关节、踝关节、腰关节疼痛等症状；三焦经虚证会出现恶寒、头痛、听力减退、上肢酸麻无力、肌肉松弛（所有经络虚证都会出现的症状）、神疲乏力等症状。

在《黄帝内经》里，三焦经实证还会出现目外眦疼痛、面颊肿痛（腮腺炎）、太阳穴周围疼痛等症状，虚证还会出现头晕、目眩、视力减退、耳鸣、头痛等。治疗手少阳三焦经虚证和实证最根本的治疗原则就是"实者泻其子，虚者补其母"，实者泻天井，虚者补中渚。

胆足少阳之脉

第十一条，足少阳胆经渭水。这条经脉很长，曲折环绕，复杂程度可以和膀胱经相较。足少阳胆经，起始于外眼角，向上循行至额角，再折而下行，绕至耳的后方，然后沿着颈部，在手少阳三焦经的前方向下走行，下行至肩上，左右交会于大椎穴后，前行入缺盆；它的一条支脉，从耳的后方进入耳中，再向前至耳的前方，最后到达外眼角的后方；它的另一条支脉，从外眼角处别出，下行至大迎穴处，再由此上行而与手少阳三焦经相合，并到达眼眶的下方，向下经颊车至颈部，并与前述之本经的主干会合于缺盆部，然后再由缺盆部下行至胸中，穿过横膈膜，而联络于与本经相表里的脏腑——肝脏，并联属于本经所属的脏腑——胆腑，此后再沿着腹内胁部向下走行，出于少腹两侧的气街部，再绕过阴毛的边缘，横行进入环跳穴所在的部位；其直行的经脉，从缺盆部下行至腋部，再沿着胸部通过季胁，并与前一支脉相合于环跳穴所在的部位，由此向下行，沿着大腿的外侧到达膝部的外缘，再下行到腓骨的前方，然后一直下行，抵达外踝上方之腓骨末端的凹陷处，再向下行而出于外踝的前方，并由此沿着足背至足之第4趾外侧端；还有一条支脉，从足背别行而出，进入足之大趾与次趾的中间，并沿着足大趾的外侧（靠近次趾的那一侧）行至其末端，然后再回转，穿过足大趾的爪甲部分，分布于趾甲后方的三毛部位，而与足厥阴肝经相衔接。

现在流行的胆经循行图，头侧面位置的循行特别曲折、复杂，路线走得有些不合理。实际上，在《五十二病方》《足臂十一脉灸经》《阴阳十一脉灸经》里面，记载了足少阳胆经行于肩后，临床中，我常用阳陵泉穴治疗肩周炎，治疗效果也佐证了胆经行于肩后的说法。事实上，除了阳陵泉穴以外的其他胆经的穴位也可以解决颈肩部的问题，现在流行的胆经循行图并没有体现这一点。

足少阳胆经涵盖的发病部位就比较多了，有侧头部、眼睛、耳、颈肩、背部、胸、肝、胆、下肢等。胆经实证会出现偏头痛、胸痛、胃胀、右上腹疼痛、口苦、失眠等症状；胆经虚证会出现发冷、头晕、目黄、视力减退、胸闷、神疲乏力。

在《黄帝内经》里，胆经的实证还会出现胸腹满闷、胁下胀痛、易怒、往来寒热等症状；胆经的虚证还会出现头晕、目眩、耳鸣、胆怯、善太息、虚烦不眠等症状。治疗足少阳胆经的虚证与实证最根本的治疗原则就是"实者泻其子，虚者补其母"，实者泻阳辅，虚者补侠溪。

肝足厥阴之脉

第十二条，足厥阴肝经涩水。足厥阴肝经起始于足大趾趾甲后方丛毛际，接纳足少阳胆经之经气，然后沿着足背向上，到达内踝前下方，沿着胫骨内侧缘上行至内踝上 8 寸与足太阴脾经相交并行其后方，此后再上行经过膝关节内侧和股内侧，进入阴毛中，环绕外生殖器。因为它是阴经，所以入腹中，在腹部没有记载穴位，只是经脉之气外发于体表后，形成现在腹部经脉循行部位，左右两支会合于曲骨穴，为任脉与足厥阴之会。再经曲骨穴上行，夹胃之两旁，入属肝，络于胆。临床上常见肝胃不和之证，肝、胃有经络之间的联系，会互相影响。从肝分出两支，一支穿过横膈分布于肺，形成了肝肺之间的联系；另一支同样穿过横膈分布于胸腔胁肋，并且穿过胸腔分布于乳头，从胸腔再上行，沿食管经咽喉，穿过筛骨到眼球后方，分布于眼后。这样就可以解释为什么肝开窍于目。但是十二经脉、五脏六腑皆与眼睛有联系，临床上需要用经络理论去辨证。在眼球后方分出两支，一支由眼球后方上行到前额，斜行到达头顶与督脉相会于巅顶，再进入脑部；另一支从眼球后下行穿过上颌骨，向下循行，分布于口唇。大家多了解经脉循行，对以后治疗疾病很有帮助。按照十二经经气的循环，足厥阴肝经涩水分布在肝脏的经脉主要在中焦与手太阴肺经交接。

　　肝经的分支联络广泛，一支行至眼球，解释了"肝开窍于目"的理论；一支行至头顶与督脉会合，所以厥阴病的症状中会有巅顶痛；一支穿行于面颊与口唇之间，所以治疗面瘫时常取肝经的太冲穴；一支过腰下夹脊，联合膀胱经穴治疗腰部的疾病效果特别好。左右两条肝经在曲骨穴会合，曲骨穴为任脉足厥阴之会，如果曲骨穴有压痛，一般提示患有生殖方面的疾病。如果女性出现曲骨压痛，十有八九会出现月经不调；男性出现压痛的话，可能会出现阳痿、早泄等。

　　足厥阴肝经与妇科疾病有密切关系，女子以肝为先天，月经不调，特别是气滞血瘀、寒凝血瘀的痛经，都可以从肝经入手来治疗。中医讲"上病下治，下病上治"。肝经既然环唇口、绕阴器，那么在口唇周围的承浆穴就可以治疗痛经。根据我的临床经验，承浆穴可以缓解痛经。任何一个肝经的穴位都可以起到一定的治疗效果，为什么非要取这个穴位，其中的更为深刻的道理以后会讲到。

　　足厥阴肝经病的症候群有下肢、生殖器、胃、肝、胆、胸、眼、前额、巅顶等部位的症状。大家会发现，针刺前额，比如印堂穴，可治疗失眠、腰痛、急性腰扭伤，因为前额有督脉、足厥阴肝经、足太阳膀胱经所过。肝经实证会出现易怒心烦、失眠、头晕目眩、腰痛等症状；肝经虚证会出现视力减退、迎风流泪、皮肤泛青、疲倦等症状。

《黄帝内经》里，肝经实证还会出现胸胁胀痛或胀闷、目赤肿痛、口苦咽干、烦热失眠等症状；肝气犯胃会出现脘腹胀痛、呕吐、痛泻等症状；肝经湿热下注会出现少腹疼痛、阴痛、尿痛、尿浊、尿血等症状；木火刑金会出现咳嗽、咳血、胁肋疼痛等症状；肝风内动会出现巅顶痛、眩晕、手足痉挛、抽搐等症状。肝经虚证会出现血虚风动、眩晕震颤；肝经失养会出现筋骨拘挛疼痛、拘急麻木等症状；肝肾阴虚会出现目干涩、耳鸣等症状。治疗足厥阴肝经的虚证和实证最根本的治疗原则就是"实者泻其子，虚者补其母"，实者泻行间，虚者补曲泉。

小结

临床中，重点使用的就是这十二条经络，另外还有任督二脉，任督二脉是阴阳总纲，无论十二正经用或不用，都会用到任督二脉。关于十二经脉，有两大块内容需要大家重点记忆：一是每一条经络的循行部位、分支，二是每一条经络的实证和虚证有什么样的表现，实证用什么穴位，虚证用什么穴位，尽量简单化，不要复杂化。

　　大家以后要认真细致地重复观察针灸模型，按照具体情况辨证使用十二经脉，人身体上有很多穴位，不一定都能用上，我讲的都是一些重点穴位，希望大家在临床中多应用、多实践、多总结。

阵法篇

前面讲完了修炼篇，接下来就是阵法篇了。首先要了解布阵的法器、布阵的位置；然后学习怎样去布阵，也就是在临床当中的组穴思路；最后就是阵法的应用了。我们逐层深入，一步一步往后走。

法器

我们布阵的法器，也是针灸医生日夜相伴的工具，但是它们又不仅仅是工具。作为针灸医生救死扶伤、悬壶济世一辈子的伙伴，我们要尊敬它们，爱护它们，这样才能使它们在临床应用中更好地发挥作用。

作为针道宗的同道，一定要知道自己所用法器的名称以及别称。针灸针又叫银针，三棱针也叫降魔杵，艾条也叫雷火，火罐又叫乾坤炉。同样的物品，换一个称呼，使用的时候会更尊敬它，让它能更好地帮助临床医生去解决疑难杂症。

三棱针，是传统的九针之一。它除了刺络放血泻热祛瘀之外，还具有镇痛、祛邪外出的作用，所以又叫作降魔杵。艾条是艾灸之必要工具，有些医生嫌艾灸麻烦，用得很少甚至不用，其实艾灸是一种很好的治疗手段，一定要把艾条重新拿起来。临床中针和灸并用，效果会好上加好。火罐为什么叫乾坤炉呢？过去它叫火罐，现在有真空罐，火罐与真空罐含义是不相同的。火罐发汗解表、活血通络、止痛，点火并不仅仅是为了燃烧空气、产生负压，火本身就具有温通祛邪的功效。古人用火主要是为了引阳气而动，人体气血的运行皆由阳气推动。所以说，尽量用火罐，不要用真空罐。

这四大神器对应着东、西、南、北四个方位。降魔杵镇南方之邪，雷火驱北方之寒，银针合西方之金，乾坤炉升腾东方之气。

在器具的选择方面，银针一般选用 1.5 寸、2 寸的规格。三棱针为了保证安全卫生，尽量一人一针，不要交叉使用，也可以用注射器的针头代替。我曾经观摩过一位老大夫使用三棱针针刺，虽然同样是点刺放血，但其效果要好于注射器针头放血的效果。至于这是为什么，就要请大家琢磨、思考了。艾灸使用的艾草要选用陈年的艾草，这样才能取得更好的疗效。火罐的材质有很多种，有玻璃、陶瓷、玉、磁、竹等等。火罐疗法中还有很多我们暂时无法明确解释的部分，我建议还是先继承古人的方法，保持原状，再逐渐去体会、探究。

这四种治疗方法中，艾灸和拔火罐易操作，比较容易上手。大家平时尽量带一根艾条在身上，有时候可以救人一命。曾经有过一个案例。有一天，我吃完中午饭的时候，有一位同路的女士头晕、遍身冷汗，她丈夫正在扶着她往家走。我跟他们是第一次见面，也就没说话。结果，半路上这位女士突然晕倒了，我正好没走远，就用中医的急救方法，按人中、百会、内关。按人中的时候，人已经醒了，但是双脚无力、脸色发黄、出冷汗，我也没来得及摸脉，她丈夫就把她背起来往家走。走了几分钟刚到家，她脸色更加不好看了，仍旧头晕。把她扶到床上以后，我就问她丈夫有没有烟。他正好有，于是我点了两根烟当艾条灸百会，过了几分钟，病人的脸色慢慢好转，不出汗了，整个人的情况都稳定了下来。临床当中要灵活解决当前棘手的问题，如果当时没有艾条，这个病人就不治了吗？不是，中医使用的法器可以灵活变化。

皮部布阵

讲完了布阵的法器，再讲讲布阵的位置。《黄帝内经》基于十二经脉及其络脉的循行路线，将体表相应区域划分成十二皮部，我们再加上任督二脉的皮部，这样一共十四皮部。

认识皮部

在《黄帝内经》中能找到很多皮部与脏腑关系密切的条文，除了大家都知道的"肺主皮毛"，还有一句"肾合三焦膀胱，三焦膀胱者，腠理毫毛其应也"常被人忽视。那么，这句话是什么意思呢？其实就是膀胱与毫毛相应，腠理与三焦相应。

这个腠理是缝隙，有皮肤的腠理，有肌肉的腠理，有深层脏腑的腠理，它是元气、津液输布的渠道，也是三焦之气通行的渠道。腠理里面包含了不同的通道，一条通道往外排邪气、废物，一条通道往内部输送人体所需的物质，我们说肺主呼吸、肺主皮毛，皮肤也有吐故纳新的功能，而吐出的废物、收纳于外界的精气，都是通过三焦输布到体表或者经脉中的。所以说三焦是一个充在于体内和体表的无处不在的器官，简单点说，就是缝隙通道。

"肾合三焦膀胱"也就是表里关系，肾与三焦、膀胱都互为表里，这是肾脏的独特特点，而不是只与膀胱相表里。

膀胱为太阳，肾为少阴，太阳有表证，少阴也有表证，如果不懂得经络的关系，就不容易理解表证。表证包括表实证、表虚证。为什么血汗同源，汗为心之液呢？营气和卫气一个行于脉外，一个行于脉中，正好是阴阳之气的代表，也是气血的代表。卫气司开阖，具有防护、固护、吐纳的作用，就像一个阀门。营气是慢慢从血管中渗出来的，当营卫调和的时候，该出汗时出汗，不该出汗时就不出汗。当卫气不足加上外感风寒导致卫气不固则汗出异常，形成了体虚、汗出、恶风的表虚证；当卫气充足时，感寒后会热胀冷缩，卫气运行不畅，将营气郁于内而发不出，就会形成高热等表实证。体表一旦感寒，首先影响到肺，肺影响到膀胱，然后影响到肾；如表虚不固，外邪直达于肾，也会出现邪入三阴之证。

人体的水液代谢有两种方式，一种是通过体表腠理汗毛以汗出的方式排泄，一种是通过内部渠道以二便的方式排泄，由此可以看出在人体内部有膀胱，在皮部也有"膀胱"。从全息的角度来看，人体的骨骼、肌肉、经脉、皮肤都与人体的五脏六腑相对应。肺、肾、膀胱、三焦、心、肝、脾等与皮部密切相关，皮部不仅与所过的经络密切相关，还独立于经络之外与五脏六腑都有关系，所以为重中之重。

另外，《素问·皮部论篇》里说："皮者，脉之部也。

邪客于皮，则腠理开，开则邪入客于络脉，络脉满，则注于经脉，经脉满，则入舍于腑脏也。故皮者有分部，不与而生大病也。"可见，皮部是人体最外层的屏障。人体从外到内依次是皮肤表面、皮层、肌肉层，经脉布于肌肉层中，与五脏六腑相联系。在皮肤最表层分布的是络脉，正如《素问·皮部论篇》里所说："凡十二络脉者，皮之部也。"这说明了十二经脉的络脉与皮部联系非常密切。经脉分流出来的络脉发于体表与皮部产生联系，经脉在体内循行与脏腑产生联系，这就是皮部与络脉、经脉、脏腑之间的联系。

如果有外邪入侵会先经过皮部，皮部邪气满则入于络脉，络脉邪气满则深入到经脉，经脉邪气盛则影响到脏腑。同样，这条邪气内传的路线可以逆推回来，如果脏腑出现了问题，会引起经脉、络脉的改变，从而反应在体表的皮部，这也是为什么可以通过体表的汗毛、纹路、颜色、压痛诊断出经络、脏腑的问题。无论是从皮肤到脏腑，还是从脏腑到皮肤，都是通过经脉和络脉联系的，了解了人体这一层的联系，就能够加深对疾病的认识。比如史籍记载的"扁鹊见蔡桓公"就是一个典型案例，就能充分地体现出病邪由表入里，一步一步深入的过程。

既然皮部与脏腑有联系，那么通过治疗皮部就可以刺激到络脉、经脉，再反应到脏腑，产生治疗作用，这就是用中医的外治法治疗脏腑病。同理，如果体表有问题，比如皮肤病，一样可以通过服用中药方剂，调理内部的五脏六腑来解决，这是用中医的内治法治疗皮部病。

所以皮部的功用有两个：第一，诊断作用，可以通过观察、按压十二经脉的原穴和脏腑的募穴，判断脏腑之气，诊断脏腑的病变，还有循经按压也可以诊断某一条经络的病变，这在《黄帝内经》里有很详细的专篇论述；第二，治疗作用，这些部位汇聚了脏腑的精气，明代医家杨继洲曾经说过："百病之起，皆起于营卫。"卫固于皮外，营位于皮内，十四皮部与十四经脉相联系，那么调理皮部就可以调理到经脉，自然而然也可以调理营卫，营卫调理好了就能治疗疾病，甚至预防疾病。在《灵枢·官针》里记载有毛刺、半刺、浮刺、扬刺等方法，这些都是皮肤表层的浅刺法，现在的皮肤针、头针、耳针、腕踝针、腹针等，一系列刺激到皮肤表层，没有到达肌肉层的针法，都属于皮部针法。另外还有三伏贴、膏药这些药物贴敷，以及艾灸、刮痧、挑刺、拔罐、埋针、埋线等方法，也是通过皮部治疗疾病。

皮部针刺

在临床中具体怎样去应用皮部进行治疗呢？首先要知道

每条经络皮部的具体部位。

皮部是有范围大小的，一般情况下，皮部为体表经脉循行部位，宽度大概为 3 ~ 4 横指，即 2 ~ 3 寸。在针刺皮部时，尽量在经脉循行部位的正中皮部上取穴，这样既刺激了经脉，又刺激了经脉的皮部。其左右旁开 0.5 寸或 1 寸的部位也可以取，因为这也是本经的皮部。

了解了每一条经脉所过的皮部，接下来就是怎样操作了。平时，大家还是要多练习提插、捻转，这些动作可以锻炼手指、腕部的力量，这是学习具体操作方法的第一步。

皮部阵法的用针规格通常在 2 寸以内，很少用 3 寸的。操作不用深刺，只用浅刺。一般针刺进针角度有 90° 直刺、45° 斜刺和 15° 平刺，在我们皮部阵法里采用的是平刺。平刺的时候，先用辅助手揣压穴位的进针点，再用刺手的食指、中指、拇指夹持针体快速捻转进针，进针一定要快，这样能降低患者的疼痛感。刺进皮肤后，针柄是卧倒的，针身斜行于皮肤之下，在皮肤表面可以看见、摸到针身。如果进针后有持续的疼痛感，要拔出针身，调整角度，重新进针。针刺部位一般是选择经络循行的肘关节到腕关节、膝关节到踝关节之间的皮肤，取患侧进针，针尖指向病灶。

再强调一下，使用皮部阵法针刺胸腔、腹腔、背部的时候，尽量使针身行于皮下，一定不要刺得太深，如果操作不到位会刺伤脏器，引起不必要的麻烦。临床中患者高矮胖瘦都不一样，可以将局部的皮肤提捏起来进针，这样就能避免发生意外。医生治疗疾病，首先要确保医疗过程的安全，这是重中之重。

阵法分类

下面我们开始进入到阵法的学习。

我们调理人体龙脉，针对不同的疾患，用不同的穴位组成阵法，所有的阵法归类下来，不外乎就是五种。第一种，循经阵法；第二种，天应穴（动应穴和动痛穴）阵法；第三种，九宫阵法；第四种，爻位节律阵法；第五种，经验穴阵法。这里我重点向大家介绍循经阵法、天应穴阵法和九宫阵法。

循经阵法

循经阵法是根据"经络所过，主治所及"的原理组成的阵法，临床中使用得最多，操作方法容易掌握，效果好，疗效相对稳定，针刺重点在皮部，疼痛感不强，比较安全。按照进针方向的不同，可以细分为以下几种。

纵横截断阵法

垂直经脉循行的方向针刺，叫纵横截断阵法。当患者身体的某个部位出现疼痛时，用皮部阵法怎么去解决问题呢？可寻找压痛点用纵横截断的方式解决。因为经脉是上下流通的，如果阻断局部皮肤周围络脉经气的上下运行，就可以对局部压痛点起到镇痛作用。用针刺进行阻断的时候，会形成经脉之气与针刺部位的冲撞，起到激荡气血、活血化瘀、疏通经脉的作用，并不仅仅是阻断的作用。

针刺方法为：首先，了解压痛点上、下、左、右、前、后的经脉循行方向；其次，选用 1～2 寸的针具，垂直于经脉循行的方向下针，从而阻断经气的流动。采用这种阵法的时候，一定要找到四肢躯干某个部位最痛的一个点，当腹部、胸腔或者后背出现压痛点的时候，一定要注意操作时的进针深度，进针太深极有可能刺伤脏器，出现危险。一般来说，在病变局部的周围找压痛点进行治疗就可以了。进针的位置并不是压痛点的中心，而是在它旁边 0.5 寸左右的位置。具体操作如下：

第一针，垂直经络循行方向平刺，刺入皮下但不要刺进肌肉层，要穿过压痛点中心。即使压痛点的位置比较深，也不可以深刺，只要针身穿过压痛点的皮部，就能通过皮部与经脉之间的联系产生作用。在第一针左右两边各旁开 0.5～1寸的部位，并排用针平刺至皮下。如果进针的角度和针刺的位置正确，患者在进针和留针时进行局部活动是没有痛感的。

如果进针时不痛，活动的时候痛，操作就没有成功，需要重新进针。一般情况下，正确操作后压痛点的痛感就会减轻甚至消失，有立竿见影的效果。若想加强疗效，可以压痛点为中心，在第一针的对侧同样以平刺进针，在皮下穿过压痛点的中心，这四针针刺到位后，这个阵法就算布局完成了。

这套纵横截断阵法对于四肢躯干急性疼痛及软组织扭伤、拉伤、挫伤等具有非常强的镇痛作用，效果非常好。凡是身上某个部位有局部压痛，都可以用这种阵法。要记住纵横截断阵法的重点，第一，操作者要熟练掌握皮下进针的方法（夹角15°皮下进针，浅刺，无痛）；第二，垂直经脉循行的方向进针；第三，针身要穿过压痛点的中心。初学者尽量不要在颈项、胸、背、腹部这些危险区域进针，如果针刺到内脏、大的动静脉引起医疗事故，就得不偿失了。

顺经横排阵法

顺经横排阵法的针刺方向与经脉循行的方向平行，各针的排列方向与经脉垂直，针尖指向病灶区。举个例子，一个肩周炎的患者，在肩部手少阳三焦经循行的部位有疼痛感。首先，我们应该选定同侧肘关节到腕关节之间手少阳三焦经的皮部；然后，顺着经脉循行的方向，针对病灶处并排下针。一般情况下，这种针刺效果是立竿见影的。如果针刺以后患者肩周的症状没有缓解，就可以在进针点的左右两侧各加一针，或者是上下两侧各加一针。这就组成了皮部的阵法，常规的问题这套阵法都可以应对。如果病变部位在手少阳三焦经循行所经过的腕关节，就按照前面的方法，将针尖对准腕关节进行针刺即可。也可以从八邪穴掌指关节结合处的皮部进针，不过会有明显的疼痛感。逆着病灶方向行顺经横排阵法，也会有一定的治疗效果，只是不如前者效佳。

如果疼痛部位在足三阴、足三阳经循行部位上，一般选择膝关节到踝关节之间的皮部。选择肘膝关节以下的皮部，是因为操作方便，对此并没有严格的规定。这种远端进针法，也适用于局部针刺不便的情况。

顺经横排阵法的重点：第一，选择 1 ～ 2 寸长的针具；第二，平行于经脉循行的方向进针；第三，采用平刺法进针，进针时针身与皮肤表面呈 15° 角，针尖破皮后，卧倒针身沿皮下缓慢进针，速度过快容易产生疼痛感。操作成功的标准同样是局部活动时无疼痛感，如果有疼痛感应当拔针重新操作。

这套阵法不仅能治疗经脉皮部所过的四肢躯干表层的疼痛，还能治疗深层脏腑的疼痛及相关疾病。一般治疗急性症状的疗效特别突出，但是如果病情太过严重，就需要很长一段治疗时间。

再举一个例子，一个患者膝关节外侧疼痛，又找不到压痛点，怎么办？首先，要明确疼痛的范围所对应的经脉，如果接近髌骨就对应足阳明胃经，如果在髌骨稍外侧就对应足少阳胆经，如果再往外侧就对应足太阳膀胱经。可以根据这个分类，找出疼痛相关的经脉皮部，再按照上述的方法进行针刺。根据我的经验，一般情况下，治疗下肢病症，在内、外踝上 5 ～ 6 寸的部位进针治疗效果最佳，而上肢的病症，在腕关节上 3 ～ 4 寸的部位进针治疗效果最佳。

顺经纵排阵法

既然有顺经横排阵，就有顺经纵排阵，其针刺方向与经脉平行，排列顺序也与经脉平行。这个阵法适用于病变区域比较局限的病症，如皮下脂肪瘤、良性囊肿等都可以用纵排阵与截断阵配合使用。纵排阵与横排阵的功效基本相当，只是横排阵的治疗面积更广，如大面积的疼痛使用横排阵来治疗更为合适，如果疼痛面积比较小，使用纵排阵就更加合适。针刺的手法与针刺的效果与顺经横排阵一样。

治疗急性病症时，针刺后适当地留针可以加强疗效。治疗慢性疾病，每次针刺都需要留针 1 ～ 2 小时。病情更加复杂的，可以留针 1 ～ 2 天，留针时需要用橡皮膏将针柄固定在皮肤上，防止运动时针体滑脱、弯针，以达到持续刺激皮部的目的。这样可通过调理经脉来调理五脏六腑。

天应穴阵法

讲完了循经阵法，下面我们讲天应穴阵法。天应穴的取穴方法就是按之疼痛或按之快然是穴。天应穴阵法就是在局部压痛点上进行布阵。

四方疏通阵

四方疏通阵不需要考虑经络的循行方向，只注重疼痛部位，适用于治疗局部压痛，并且偏向于治疗较深层次的压痛。

《黄帝内经》中有很多重复在一个穴位进行针刺的记载，也就是一穴多针的刺法，如齐刺、扬刺、傍刺、合谷刺，它们都是在同一个穴位采用多针针刺的方法，这样操作的目的是调动气血，增强针刺祛邪、镇痛、疏通经络、行气止痛的功效。我们的四方疏通阵就是经过演变的一穴多针刺法，在同一个穴位，朝东、南、西、北四个方向，依次下针。四方疏通阵有两种刺法，第一种刺在皮下，第二种刺到肌肉层。需要刺到肌肉层的情况后期再讲，先重点掌握皮部的无痛刺法。此阵用的是五行的力量，直达中土又外达四方，具有很强的疏通气血的作用，所以叫作四方疏通阵。在刺一针解决不了问题的时候，就可以采用这套四方疏通阵以加强刺激量。

　　中医在治疗疼痛疾患的时候，普遍应用了两种思路，一种是疏散，另一种是截断。这两种治疗思路不光是体现在针灸上，方药里也常被采用。通俗地说，疏散是把病邪疏散开来，逐个击破；截断是把病邪堵截住，集中火力消灭它，也就是关门打狗。我们的四方疏通阵就是融合了疏散、截断两种思路。

　　棒棒贴阵

　　接下来要讲一个经常用到的很有意思的皮外刺激阵法——棒棒贴阵。就像中医既有内治法又有外治法一样，既然有皮下的阵法，就有皮外的阵法。

　　棒棒贴阵在适用范围上有其特殊性。在临床中会遇见各种各样的疼痛，有内脏性的疼痛、四肢躯干的疼痛等等，其中有一种疼痛无论是用针刺还是方药，病情总是反反复复，效果不好，那就是虚性疼痛。通常出现这种疼痛的人体质也比较虚弱，如果针刺补泻操作不得当，就可能出现虚证更虚的情况。这个时候，就需要用一种似有似无又持续存在的刺激方法来治疗，相当于轻微针刺，这是一种偏补的治疗方法。纵横截断阵、顺经横排阵、顺经纵排阵、四方疏通阵虽然也可以治疗部分虚性疼痛，但是更适用于实性疼痛。

　　使用棒棒贴阵的前提是大家需要收集火柴棒、棉棒这些小型的棒状物体，再用剪刀把它们剪成 1 ~ 2cm 长的小棒棒备用。遇到上述所讲的患有隐隐作痛、反复不好的虚性疼痛患者时，先寻找压痛点或者是脏器对应的反应点，也就是天应穴、阿是穴，然后将 1 ~ 2cm 的小棒棒放在压痛点上，可以模仿截断阵法垂直于经脉放置，也可以顺经放置，没有太多的讲究。大家也可以在临床中仔细观察放置方法与疗效之间的关系，继续去探索，去完善它。放置好后，用胶布或者膏药贴把棒棒贴在压痛点上固定，以便长时间地刺激压痛点。棒棒贴阵的刺激不同于针刺，它的刺激量特别轻微又断断续续，有可能活动一下，它才刺激一下，不活动的时候它的刺激量就变得微乎其微。贴三五天，把它取下来让皮肤休息，再重新找压痛点。棒棒贴阵就是通过这样若有若无的刺激来调节经络、脏腑。

棒棒贴阵的效果因个人体质而异。有人贴着睡一觉起来就感觉轻松不少，也有人贴三五天才有所缓解。一般情况下，患者都需要贴满 3 天以后再取下来，中国传统的术数学有一套"三五九"理论，这套理论认为逢三则变，逢五大变，逢九转变。就像现在开药一样，常常告诉患者先吃 3 剂药再回来复诊。这些数字里面暗含了人体气血运行变化的周期，以后有机会再介绍。

这套阵法可以运用在人体上任何一个部位，没有任何副作用，非常安全，老人、小孩都可以使用。只是要注意棒棒使用前尽量处理一下它的棱角和毛刺，不要扎伤患者。长时间贴胶布可能会导致一些人皮肤过敏，但这样的情况不常见。我们在临床上要尽量使用防过敏的胶布或者膏药贴布。

小结

以上就是皮部阵法里的五种阵法：纵横截断阵、顺经横排阵、顺经纵排阵、四方疏通阵、棒棒贴阵，这些阵法的刺激量各有不同，共同点都是寻找压痛点，前四种是适用于针刺治疗，第五种棒棒贴阵适用于施术者不会操作针刺的情况。棒棒贴阵虽然适用范围很广，但并不是万能的，它只是对虚性的疼痛效果不错，其他功效有待大家去开发。五脏六腑的疾病，大家也可以尝试着用棒棒贴阵去治疗，有的时候效果也不错，目前正在临床试验当中，以后如果能总结成可重复的经验，再分享出来。

应用皮部阵法的前提是熟悉《黄帝内经》里的十二经皮部和任督二脉的皮部。皮部阵法的理论不同于腕、踝针理论，它来源于《素问·皮部论篇》，也真实地反映了《黄帝内经》针刺方法在皮部上的应用。

下面我总结了一个皮部阵法的歌诀，方便大家记忆：

四方疏通纵横，选针布穴用阵。天应为要记牢，浅刺力宏可称。

第一句"四方疏通纵横"，指的是四方疏通阵、顺经横排阵、顺经纵排阵、纵横截断阵。纵横包括了截断和顺经两大阵。

第二句"选针布穴用阵"，说的是选穴、布穴用的就是这些阵法，一定要把它们看成是阵法，不能只看成是针法，也不能只看成是单一的刺激方法，如果只将它们看成是穴位刺激，认识就局限了，发挥不出它们更大的功效。

第三句"天应为要记牢"，天应穴就是按之疼痛或按之快然处，按压的时候患者感觉到疼痛或轻松，就是天应穴。这里有两层意思，第一层指压痛点，按压有疼痛感；第二层指按压痛点后，疾病有了改善。而且，刺激天应穴后患者的感觉会随着疾病的变化而变化，疾病好转了，天应穴的痛感减轻甚至消失；疾病变化了，天应穴可能还会随着疾病的变化而移动位置。所以说，在临床上要认真地去寻找人身上最痛的地方。中医有句话叫"独处藏奸"，邪气极有可能藏在人身体上某一个很隐秘的部位，不轻易被人发现。任何的疾病都会在体表有所反映，同时也可以在体表进行治疗，这就需要医生善于观察。《素问·阴阳应象大论篇》说"善治者治皮毛"，这是古人总结的宝贵经验。

第四句"浅刺力宏可称"，是说刺激不需要多长的针，大家要养成习惯，不要用2.5寸以上的长针，尽量用1.5寸、2寸的针。用小针治大病，就相当于用经方治大病，少而精即可，无需用很大、很粗、很长的针。大家要多练习捻针，多炼体、练气，坚持不懈，才能形成一定的功力，去解决更为疑难的问题。

九宫阵法

九宫魔方阵法

每一次讲针灸都会讲到魔方，魔方是中国古人智慧的结晶，我国自古就有九宫图，常看到的九宫图都是平面图，一旦把它们拼成一个立体的六面体，就会形成一个三阶魔方。魔方中任何一个内部的问题都会反映在它的表面，人体也是一样，任何内在的问题也都会反映在人体的皮部。玩魔方的高手能够通过观察魔方外部颜色的变化来推理魔方内部的结构，这也是复原魔方的原理。中医诊断也是一样，"有诸形于内，必形外"。中医治病就是通过观察外在病理变化，来推理内部发生的问题，再通过针刺、艾灸、汤药把它调整回原始的状态。两者的原理几乎一模一样。

穴位与魔方有着惊人的相似。中国古代书中记载的每一个穴位都会有很多功效；多种病症都可以通过一个穴位治疗；某一个脏腑出问题，也会同时反映到多条经脉和多个穴位上。这就和玩魔方是一样的，当魔方被随机转动，外面的颜色变得非常乱的时候，就会发现内部结构也完全乱了，怎样恢复呢？不是抓住一种颜色不放，而是要学会整体观察。因为魔方的四个轴是不动的，就像人体的五脏六腑，不论怎么转动、调节，位置都不会变。这是很有意思的一个现象。

再来看中国传统的九宫图（见后图），将九个数填进九个格子里，上、下、左、右包括两条对角线上的数字加起来的总和都是十五。这就是数字的奥秘，也是它的魅力。也有人利用九宫图的阴阳平衡思想，衍生出了平衡针法、人体 X 形平衡法等等。这些理论都对，但还不够贴合原貌。它只是数字的总和一样，而不是达到了平衡。我们可以这样理解，人体上、下、左、右本就不平衡，对于人体来说，九最高在上，为头为阳，一在下，为腰为阴，阳要降，阴要升，才能形成人体的心肾相交。假如外面所有的数字都是一样的，就像一个天平一样，那人体的气血精气就不会流动；外面数字不一样会形成压差，中国古代称作"地势落差"，虽然中医说阴阳互根，但阴阳还是有别。

通过九宫图能解释针灸、方剂以及《伤寒论》里的很多问题，而从魔方的角度可以更好地研究九宫图。找出它们之间内在的关联性，就能知道几千年前我们的先人是怎么思考问题的，古人的思维有一个永恒的框架，像公式一样，并不是现代人所理解的模糊概念和经验总结。

九宫图就相当于中国古代的一个数字填空游戏，上下、左右的数字加起来全部等于十五。这里面体现了相对平衡原理、互相制衡原理、互相协作原理，数字无论怎么填，都离不开中间的五，五相当于一个中轴。如果对应人的身体，五相当于人体的腹部；如果对应人的头部，它就是百会穴。那么，九和一到底谁在前面，谁在后面，谁在上面，谁在下面呢？从平面图是看不出来的，要先把它变成立体的魔方再来观察，就一目了然了。《黄帝内经》里记载："天地之至数，始于一，

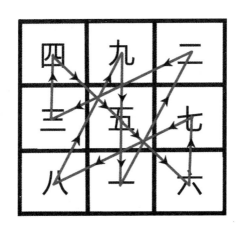

终于九焉。"小数中能看出古人的观点，小在下而大在上。但这只适用于一和九，其他的数字不一定适用。

一、二、三、四、五这五个数也在古书里有详细的记载，叫"生数"。"天一生水，地六成之；地二生火，天七成之；天三生木，地八成之；地四生金，天九成之；天五生土，地十成之。"这是木、火、土、金、水五行的演化过程。"生"是一个生物刚刚诞生，尚未成形的状态。它具象化为物质，变成看得见、摸得着的实体的过程，叫作"成之"。古人把水放在第一位，认为世间万物的本源是"水"，是一种液态的物质。古人的哲学很有意思，我们学习中医一定要站在古人生存的历史背景的角度去理解古人的学说，这样才能更好地学习中医。这些内容在《黄帝内经》里都有详细记载，《黄帝内经》里跟九宫图相关的内容还有"九宫八风"，九个方位的宫殿、来自八方的风，各有各的名字，八风又对应着不同的节气，就不详述了。

中国自古就有"河出图，洛出书"的说法，九宫图又叫"洛书"，相传大禹之时，一只神龟自洛水而出，背驮洛书献给大禹。所以"洛书"在对应人体部位的时候，应当像这只神龟一样，以背部定方位。如不注意这一点，将洛书与腹部对应，左右就颠倒了。既然要使用它，就要遵从它的原貌，不要随意去改造。九对应头部，一对应尾椎，三对应左肋，七对应右肋，五对应腹部，四对应左上肢，二对应右上肢，八对应左下肢，六对应右下肢。

九宫图里每三格连成的一条直线就相当于一个跷跷板。那么，左侧有问题的时候，就可以从右侧来解决；头部有问题，就可以从左肩或右肩来解决。因为"4+9+2 = 15"，九代表头部，四和二分别代表左侧的上肢和右侧的上肢，它们之间处于一个相对稳定的状态。同理，根据"8+1+6 = 15"，所以腰、腹、臀的问题可以用双侧下肢去解决。再深入一些，如果腰椎的位置出现了问题，它是属于哪个数字所代表的范围？是三，是七，还是五？实际上，四肢都有可能解决腰椎的问题。也可以将九宫图对应人体的腹部，也就是肚脐的上、下、左、右。九宫图在临床中还有很大的应用空间，需要大家不断地去研究、探索。《黄帝内经》里面也有这一块的内容，大家可以找来阅读。

如果大家用硬币做一个九宫图，就能观察到九宫图在这种表现形式下会出现高低起伏、纵横交错的样貌，这基本上反映的是以河南郑州为中心的中国地貌，对应到人体，就反映了人体十四经络的对应关系、五脏六腑的表里生克关系，这就是"天人合一观"。

九宫图中的九个数字有它的顺序，从中宫五为开始到六，从六到七，从七到八，从八到九，从九到一，从一到二，从二到三，从三到四，从四再回到五。数字从中宫出发，再以自然数的顺序排序，即"五六七八九一二三四"，这是九宫图演变的顺序，其中也暗含了道门中的步法——"步罡踏斗"，又称"天罡步"。古时道门的医生会运用天罡步为人治疗疾病，比如治疗一位脾胃功能不好的病人时，医生会先在地上画出一个九宫图，五居中央，一对应北方，三对应东方，其他数字同理对应其他方位。画好九宫图后，让病人先在五的位置站一刻钟，脾胃五行属土，对应中央五数，故以五为起点。站满一刻钟后再向六所在的位置走去，还是站一刻钟，按照"五六七八九一二三四"的顺序依次走向各个数字所在的宫，每个位置站满一刻钟的时间，站累了也可以坐下来。如此重复，就可以治疗脾胃的疾病。这就是古时道门中人治病的一种方法，时至今日已经鲜有人知了。

说回到九宫图在针灸里的应用，九宫图对应在人体上，体现出了人体各个部位相互感应、制约、平衡的状态。例如，左手腕关节可以治疗右手腕关节的疾病，这就是"四九二"之间的平衡，也是左右感应。左右两侧只要有一侧出现问题，在另一侧就会有相应的表现。踝关节、膝关节、肩关节等都存在这种左右感应关系。不仅如此，左肩出现问题时，不但会体现在右肩，根据九宫图的对角连线，还会体现在右下肢、右侧腹股沟，这些部位不仅是对应点，同时也都是左肩疾病的治疗点。而在这些对应点中，选取水平位置相近、所处部位形状相似的对应点疗效最佳。举例说明，如果有一位患者左肩关节外侧正中疼痛，在右肩关节外侧正中处下针治疗效果最佳。

这就是上病下治、左病右治的操作方法。

针灸学中经常会提到两个词"阿是穴"和"天应穴"，这其实是一种穴位的两个称呼。"天应"这个词大有讲究，"天"字取先天的含义，"应"就是感应，机体各个器官之间有与生俱来的感应联系，只要身体某一处出现问题，并在体表固定部位有所体现，这就是天应穴。

九宫魔方阵到此就讲完了，为了方便记忆、加深印象，我编了一段三字诀。

九宫格，魔方也；天人感，奥义现；有三阴，有三阳；阴对阴，阳对阳；上与下，互相联；左与右，理一般；前与后，对对联；上下肢，顺逆看；同位应，共振显；找应点，针刺按。

布阵行针

前面已经把阵法讲完了，最后我们讲行针的手法，这些手法也都是古代已有的手法。

在学习手法之前，先要知道一段话："同声相应，同气相求，水流湿，火就燥，云从龙，风从虎"，这段话出自《易经》，指导了中医"天人合一"的整体观念，产生了"通因通用""寒者热之，热者寒之"的治疗原则，产生了八纲辨证、六经辨证以及后期的许多医家的辨证方法。无论哪一种方法，皆可以用这段话加以解释。这一段话在中医的理论体系里有提纲挈领的作用。现在的中医用得最多的就是"同声相应，同气相求"这八个字，"水流湿，火就燥，云从龙，风从虎"具体解释了"同声相应，同气相求"，它的意思大家可以在临床中去体会，这样也有助于医生培养独立思考的能力。

皮部针刺的手法只有三种，操作起来并不复杂，提倡越简单越好。临床实际操作中，选择一种自己操作起来顺手的手法应用就可以了，也可以三种手法同时使用。不过，所有手法都操作一遍，会耽误时间，治疗效果也不一定比单一的手法好。

苍龙摆尾

苍龙摆尾，如果不理解这个词，可以通俗地理解成左右摇摆针柄。针刺以 15° 角刺进皮后，无痛，则操作成功。进针不用太深，控制在 1 ~ 1.5 寸，然后就可以左右摇摆针柄。左右摆动的幅度可大可小，频率不要太快，速度要平稳。左右摇 1 周为 1 次，每回 7 次。

行苍龙摆尾手法时不需要配合提插、捻转，也不同于现在的浮针操作手法，浮针扫散时损伤很大。摇摆针柄，主要是起到引气的作用，无需强刺激。这样操作，病人也不会感觉到不适。但是，在进行手法操作的时候，要记住注意力集中在手指，再集中在指尖，依次再到针柄、针尖。初学者，只要求将注意力集中在手指就可以了，如果想要达到更好的疗效，就需要把注意力集中在针柄和针尖上，这也是修炼心力的过程。现在很多针灸医生由于患者量比较大，或者其他原因，给患者扎上针以后，只要患者有得气感就不管了，这就是针刺医疗的现状。然而，一般来说哪怕只用 1 分钟的时间集中精力去操作，治疗的效果也会完全不一样，这一点我在临床当中深有体会，所以古人说"独立守神"是有道理的。

龙腾虎跃

龙腾虎跃，通俗地说就是顺逆画圈，文雅地说叫龙腾虎跃。具体的操作方法就是针身平刺入皮下，得气时，手法应平稳，然后，捏住针柄先顺时针画一圈，再逆时针画一圈，如此反复 7 次。操作时速度要均匀，不宜过快。主要的目的是激发经气，使经脉间的经气联络运行。我常取的皮部都在肘膝关节以下，十二经脉的五输穴多分布在肘膝关节以下，它们都是经脉中的大穴、要穴，可以说刺激这个范围的皮部相当于在调节整条经脉的经气。

龙虎交争

要注意，是龙虎交争，不是龙虎交战。龙虎交战手法是捻转补泻与九六补泻相结合的运针手法。龙虎交争手法，通俗地说就是前后往来地捻针，如果再加上九六之数就成了龙虎交战手法，实际上，最早的龙虎交战手法就是单纯的捻针，没有九六之说，这都是后人加上的。为了有所区分，我才把这个手法改叫龙虎交争，但是大家要知道这个渊源。操作时只需持续轻微地捻针 6 次、9 次即可，极其简单，又能起到很好的行气、止痛、活血作用。

这就是刺激皮部的三个手法，苍龙摆尾、龙腾虎跃、龙虎交争，操作看似简单，刺激量轻微，但是当操作达到一定时长，积累了足够的刺激量时，局部会出现酸胀感，也就是得气感。

这三种手法，选择一种练熟即可。当然，它们之间的功效也存在一点小小的区别。龙虎交争传导经气的指向性特别强，适用于压痛范围小的情况，而龙腾虎跃和苍龙摆尾摆动的幅度更大，针对的治疗范围也就更大。所以说，如果疼痛的范围是一整片区域，最好选用龙腾虎跃和苍龙摆尾这两种手法，如果疼痛的范围较小，最好用龙虎交争手法。在临床中要根据病人的情况，随机应变。

还有一个问题需要说明一下，左右捻转的手法为什么用龙虎命名，而不用朱雀、玄武呢？因为古人常说"左青龙、右白虎"，而捻转的针是左右行动，即左右捻转，左右画圈，左右摇摆，取龙虎最为合适。《素问·阴阳离合论篇》里说："圣人南面而立，前曰广明，后曰太冲。"自古圣人面朝南，以此定位，青龙居东方在其左，白虎居西方在其右，所以才出现了"左青龙、右白虎""男左女右"之说。青龙居阳位，与震卦相应，代表男性；白虎居阴位，与兑卦相应，代表女性。这里又涉及古人对左右的认识，中国古代有一套自己的天道哲学，认为天道左旋，地道右转，也就是选定立极点后，面南背北，顺时针向左旋转为阳，逆时针向右旋转为阴，现在使用的捻转补泻法（顺经左转为补，逆经右转为泻）就是从这里衍生出来的，还包括男左女右之说等等。所以，命名为龙虎并非因为古人思想玄之又玄，而是源于古人对这个世界的认识。

中国古代其实有很多这方面的相关记载，但是在先秦以前记载得特别隐晦，到了后期才逐渐明朗。比如《伤寒论》里面也有青龙汤、白虎汤。现在很多医生对小青龙汤的认识不足，认为它只适用于外感风寒、内有停饮的情况，实际上它的治疗范围不仅限于此。古人说"云从龙，风从虎"，龙在行走的时候会带起云朵，所以中国古代的龙大多是行云布雨的水龙，火龙当然也有，不过比较少。青龙五行属木，木气升腾，像太阳从东方升起，所以青龙有升提地下阴气的作用。《素问·阴阳应象大论篇》也说了"地气上为云，天气下为雨"，龙把地气引到天上变成了云，这就解释了小青龙汤这个名字的渊源。小青龙汤具有治疗停饮的作用，人体任何一个部位的水湿停饮皆可以用小青龙汤治疗，例如关节腔有积液的时候就可以用此方来治疗。此外，青龙有木性，木气升腾，所以肝胆经脉的问题可以用小青龙汤解决。

总结

到此，从十四皮部的分布到皮部的阵法、行针的手法基本上讲完了，大家在临床当中要多应用、多思考、多总结。同时一定要去看看《黄帝内经》原文，对大家临床中操作手法的应用和提升有很重要的作用。这套速效针灸好学、好用，皮部阵法具有易于操作、疼痛感不明显、不易晕针、疗效立竿见影等特点，至于深层的原理在《黄帝内经》里都能找到，大家要多去研究、思考。

另外，建议大家在应用速效针灸各种阵法的时候，先不要混合使用，这样不利于大家在初期临床实践中总结经验，应等熟练以后再灵活运用。

最后，我概括了针灸取穴的三个规律，即由远到近、由少到多、由简到繁。

先讲由远到近。第一步，先远端取穴，包括皮部、动应点、九宫魔方、爻位节律、经验穴等等。皮部和九宫魔方已经讲过了，经验穴、动应点和爻位节律以后有机会再分享。第二步，局部取穴，寻找局部的压痛点、病灶。

由少到多，由简到繁我们放在一起讲。也就是选穴时要先简单后复杂，能取两个穴位解决问题，决不取第三个穴，要培养精选穴位的习惯，这样不仅能减少患者的痛苦，还有助于提高医者自身的水平。先使用单一的阵法进行治疗，不要一开始就所有方法都用上，哪怕是遇上疑难杂症，也最好先选择单一、简单的方法施治，如果效果不佳，再组合多种阵法。前期打好基础，才能在后期解决更大的问题。

为了帮助大家更好地去治病，我将从以下五个方面来讲如何提高疗效。

第一，选穴。首选经验穴，再选其他穴位，经验穴一般都经过临床反复验证，疗效稳定，立竿见影。

第二，选器。针具不宜过长、过粗、过细，适中为宜。根据病情，针刺、艾灸灵活运用，对症选用，让它们各尽所能。临床中常用的治疗方法有针刺、艾灸、拔火罐、刮痧等。常规来说，该针则针，该灸则灸，怕针灸者可以拔火罐、刮痧。实际上，无论用什么工具，需要刺激的位置都是不变的，刺激的基本阵法也是不变的。

第三，选手法。根据经脉气血流注方向，顺经针刺为补，逆经针刺为泻，这是最基本的补泻手法。至于重按轻提、轻按重提、左右捻转这些方法初学者不容易掌握，先选用迎随补泻即可。

根据《黄帝内经》里的根结理论还衍生出一套古老的针刺方法，也是我现在临床中最常用的方法——向心刺和离心刺。十二经脉的井穴皆发于四肢末端，井穴为每条经脉的起始，经气由四肢末端经"井、荥、输、经、合"五输穴向心流注。"井、荥、输、经、合"的流注方向是最正确的，所以后来我在临床当中才改用了这套方法。根据五输穴的流注方向，向心针刺一律为补，离心针刺一律为泻。五输穴都位于肘关节、膝关节及以下，五脏六腑的疾病都能在肘膝关节以下的部位找到治疗的对应点。因为肘膝关节以下是五脏六腑在体表的感应点最集中的地方，也是治疗效果最理想的地方。

针刺的同时要配合施术者的呼吸，而不是配合患者的呼吸（这是临床中常见的错误），施术者是呼吸精气、感应阴阳的主体。以前配合患者的呼吸针刺时，疗效往往不佳，后来改成以施术者为主，配合施术者的呼吸进行针刺，得气快、效果佳。治病的过程中要有一个主从概念，医者为主，患者为从。配合患者呼吸施针的情况也有，以后有机会再说。

古人将左右捻转的手法称作"龙虎风云"，左为龙为气，右为虎为血，天道左旋，地道右转。古人通过推理、比类、取象把哲学观点应用到针刺的操作手法上，形成现在的针灸体系。所以说，要多揣摩古人的思维模式，才能够了解古书的原貌，不失其本味。

第四，阵法优选。阵法的协同作用就是将纵横截断阵、顺经横排阵、顺经纵排阵组合应用，可以解决很多问题。

这四个方面都做到位，很多问题就迎刃而解了，而且见效很快。

第五，也是最后一点，明堂修炼。除了前面说过的炼体、练气，还要在临床当中多积累经验。中医中的法门繁多，各有优势，想要达到好的治疗效果就要不断总结经验，在综合评价患者的接受度、疗效、操作的难易程度等多方面因素的基础上，挑选出最佳的治疗方法。

认识孔穴

前面说了皮部的五大阵法还有九宫魔方阵，现在跟大家分享穴位本身所具有的特性和优势。由于周身的穴位太多，先为大家介绍天字号十总穴，这是临床中应用范围最广，疗效最佳的十个穴位。大家在学习的时候手边最好配有人体经络穴位的模型，因为学习经络、穴位时，立体的形象思维能够加深记忆、帮助理解。

学习之前，首先要有一个概念，穴位不是固定不变的，它们有思维、有脾气，开心的时候就乖乖地呆着，不高兴的时候也会离家出走。所以说，不仅要顺从于经络，还要顺从于穴位，先摸清它们的秉性再去运用，才能达到更好的效果。

"穴位"这两个字造成现在中医界的一个认识误区，认为穴位是一个固定的位置，就像经线和纬线交叉定位，只能是固定的、不能动的。我们不能被文字束缚了思维，穴位不是一个万年不变的位置，在临床当中，有很多医家能逐渐体会到穴位会移动，会随着疾病的进展和转归发生变化。在《针灸甲乙经》《黄帝明堂经》这些古书中，都没有"穴位"这个词。有一本已经失传的古代医书《明堂孔穴针灸治要》，皇甫谧在《针灸甲乙经》序文里提到了它，"今有《针经》九卷，《素问》九卷……又有《明堂孔穴针灸治要》，皆黄帝岐伯选事也"，穴位在这里被称为"孔穴"，在《太平圣惠方》中称之为"穴道"。

孔是缝隙，一说"孔穴"，就能联想到一个既有宽度、有广度，又有深度的三维立体空间，而"穴道"很容易联想到一条通道，也是一个三维立体的空间，而非经纬交接的一个点。现代"穴位"的叫法体现不出立体空间的含义，我们现在的叫法有失原貌了。我建议学习中医要站在当时的历史背景角度下去学习，先要熟悉那个时代的中医术语，体会其与当代用词之间细微的差别，这样更有助于准确理解其内涵。

另外，我们要知道"穴"不单指在人体上的穴位，在中国历代风水中用得最多的叫藏风得水的孔穴，指阳宅（大宅、大穴）、阴宅（阴穴、龙穴）。阳宅是活人的居所，阴宅是往生人的住处。我们通过风水的基础知识可以更深刻地认识孔穴。

中国风水学中的穴位指的是地理风水穴位。古人云："点高三尺出宰相，点低三尺浪荡光"，说的就是点穴必须准确无误，来不得半点马虎。此与人体的穴位相似，针灸治病的一个基本要领就是取穴要准确，不能有丝毫的偏差。

古人之所以把穴位叫做孔穴，第一，穴位像在体表开了一个孔，里面有深度和广度；第二，穴位有透气孔，穴位通过经络与脏腑相联系，脏腑要呼吸，就要通过穴位与外界进行气体交换。

华夏人民经过几千年的休养生息和发展变化发现，人类在不同的环境中居住，身体就会有不同的发展变化。自古以来人们向往居住在风水佳穴。华夏民族所居住的孔穴，一般依山傍水，依山可以挡大风，傍水可以蓄水源，有水才有生命，这是古人选择居住环境的标准。按照古代立极的方法，坐北朝南，左青龙、右白虎、前朱雀、后玄武，前面有水源，而且水不是直来直去，而是环抱的，如同古代玉带环腰，朱雀前面还有一座山，有几棵小树，这叫朝案，向玄武位置朝拜的意思。在四大神兽的环抱下，这种风水格局，犹如婴儿在母亲怀中吃奶，很有安全感。

在中国古人的观念中，北面（后面）最小的一是不安全的，要把一补起来，所以北面就要有靠山，至少不要比中间五小，南面（前面）的九太高，就要消掉一些，所以南面一定不能高，北面可以高，左三右七都是微高，这就是太师椅，也就是皇帝宝座的原理。

好的孔穴分布也是这样，在前有朱雀、后有玄武、左有青龙、右有白虎的环抱中，这样藏风得水的上佳孔穴有神奇的功效，这是天人合一的大规律。

合谷穴就是藏风得水的上佳好穴。合谷穴左右有第1、2掌骨，为青龙、白虎环抱；后有腕骨，为玄武；前有虎口，为朱雀。这是传统堪舆学中典型的藏风纳气之处。虎口作为出入地，又属于"多气多血"的阳明经，如果颜色发青，通常提示气血有异，女子多有妇科问题。

最后，大家思考一个问题，穴位是怎样治疗疾病的？在学习的过程中，可能很多人都遇到过一个问题，一个穴位标注的主治病症特别多，甚至很多主治的病症与所在经络之间没有关联，很不容易理解。在针灸治疗的过程中，还存在一种现象，针刺一个穴位能同时解决多个问题，这几个问题甚至不与同一条经络相联系，让人觉得不可思议、不可理解。

随着针灸学理论的发展，现代医学解释针灸治疗疾病的时候，加入了全息理论，这样去解释是否与古人的想法吻合？按照我的理解，针灸学的理论中只有一部分可以用全息理论粗浅地解释。现在的中医学者学习针灸理论时往往求助于全息理论，后来才发现，这是不准确的。针灸学有自身的一套理论体系，古人在《黄帝内经》中强调过圆形是宇宙中最完美的形状。这也是为什么中国人有"天圆地方"的观念。

现在中医学中的全息理论说的都是纵、横的直线形，不是圆形，这就不符合中医所讲的阴阳太极观念了，也不符合我们的文化。虽然在临床应用中有效，但这么去解释，总是不恰当的。想要了解其中的秘密，还是要回到中医经典中，回到当时的社会、学术背景和文化背景之中去逐层地探索分析。我一再强调"同声相应，同气相求"，学习中医需要我们培养古人思维，想接触古代中医，就要先喜欢她、变成她，在"感同身受"的情况下，才能更好地学习。

针灸刚萌芽的时候，是没有经络的，直到先辈"把握阴阳，呼吸精气"有了内证学，然后去感受人体气血运行体系奥妙的时候，发现了在人体内周流不息的经脉系统。人体内不仅有动脉、静脉、神经，也就是现代医学根据解剖或仪器看到的部分，与此同时还有肉眼不可见的一部分，就和物理学一样，有可见的物质，还有不可见的暗物质。近现代的物理学家证明了量子纠缠的存在，在针灸学里面也有这种现象，针刺一个穴位的时候，会发现解决了这个问题，同时也把其他问题给解决了。

这种情况下大家就求助于现代的全息理论，"其大无外，其小无内"，人体的每一个部分都有无限的解剖独立结构。后来发现不是这样的，在针灸学上有另一套理论体系，是古人一直在《黄帝内经》里面强调，但是大家都没有重视的。大家只注重事物的横向发展，没有注重纵向的演变。自古以来，圆形就被认为是物质最完美的形态，"天圆地方"的天体观就认为天似化盖，形圆。人体细胞的形状都是接近于圆形、椭圆形，不管它怎么变形，把气充满的时候它还是圆形。那么现在所谓的全息讲究的都是什么？横形、竖形，也就是直线的，不是圆的，这个不符合中医所讲的阴阳太极观念。虽然在临床应用当中有效，但是古人不是用这个理论去解释的，以后我也会举例子说明。

古人以为人体病变可以发生在以下四个部位。第一是皮部，第二是经络，第三是穴位，第四是脏腑。举个例子来说，外感头痛，病邪不会很快侵入脏腑引起脏腑病变，一般先停留在皮部，治疗的时候就可以从与病变部位关系最密切的皮部着手，有的病变日久传入经络，就可以通过经络去治疗。病变部位在皮部的时候，如果没有学会皮部阵法的运用，也可以通过穴位去刺激，因为穴位首先分布于皮部，又深入到分肉之间与经络相通，穴位通过经络又与脏腑相连，这就是两套系统，分别为外五脏和内五脏。外五脏是指四肢躯干的皮毛、肌肉、骨骼、经脉，内五脏就是大家所通称的肝、心、脾、肺、肾，从五行来说，就是一个外五行、一个内五行，这和物理学所讲的量子纠缠有惊人的相似之处。古人不会拿机器去看，他们没有显微镜，也没有 X 线，那他们通过什么来体会呢？就是以内证修养真气的方式感受经络、脏腑和皮毛以及外五行和内五行之间的关系。

那么一个地方有病变，无外乎几种可能：第一，局部皮部病了；第二，经络的循行部位出现问题了；第三，周边的穴位出现问题还没有影响到经络；第四，脏腑出问题了表现在这个位置。那么脏腑出问题表现出来的位置，必行之路就是经络、皮部、穴位。

这里面用了一个观点，就是感应。皮部发生病变，必定有一个地方和它有一一对应的关系，和它发生感应。这个一一对应，并不只是一个对一个，中国古人有"函三为一"

的观点，一也可以代表很多。例如，一个痛处可能对应一个穴位，可能对应两个穴位，也可能对应三个穴位；一个穴位可以治疗一种病，也可以治疗其他不同的疾病。

在《易经》中阳爻用九来代表，阴爻用六来代表。阴爻和阳爻之间差了几？三。大家看看阴爻和阳爻，它们长度一样的时候，阴爻比阳爻少了三分之一，正好是三，天、地、人三才，三浓缩成为一的时候，它就可以囊括几种规律为一身。就相当于一个穴位可以主治经络所过部位的疾病，也可以主治经络所不过部位的疾病，其中的秘密在哪？就在感应这两个字上。

天字号十总穴

经过之前的学习，大家对感应这两个字有了一定的认识，接下来我们就正式开始学习天字号十总穴。这些穴位在临床当中应用的频率是相当高的，我们首先是要学会如何使用。如果能把这十个穴位学好，再将它们与之前讲的皮部阵法结合起来使用，便能解决临床上的大部分问题。

天子甲号——内关穴

内关穴是手厥阴心包经上的常用腧穴之一，位于前臂掌侧，腕掌侧远端横纹上 2 寸，掌长肌腱与桡侧腕屈肌腱之间，它的位置与寸口关脉的位置相邻，"关脉"一词的来源可能也与内关穴有关。内关穴的名字很有意思，又叫内之关口，还有一个与它对应的外关穴，叫外之关口。有内外，还有上下，人体上还有上关穴和下关穴。古人设计这上、下、内、外四个关口，大有深意。

《灵枢·终始》篇里说过"溢阴为内关，内关不通，死不治"。这句话说的是出现溢阴时，由于阴气偏盛至极，阳气不能与阴气相交，称为内关，内关则表里隔绝不通，也就是不治的死症。内关就相当于一个连接内外的关口。

内关穴是心包经的络穴。内关穴还与奇经八脉之一的阴维脉相通，通过心包经又与任脉相联系，与五脏气血关系密切。学过针灸的都知道，有一套方法叫"开四关"，这"四关"到底是哪四关？现在普遍认为是两侧的合谷穴与太冲穴，但也有人说不是。我想，古人说的"关"不仅仅指穴位。

内关穴位于心包经，古人说，"心不受邪，心包代之"。所以，治疗心脏方面的问题以内关穴为主，在面对肝胆、脾胃的问题时，内关穴也是不可忽略的穴位之一。除了胸腔内的疾病，胸腔外的乳腺病也在内关穴的治疗范围内，这就是众所周知的"胸胁内关谋"。除此之外，头晕、失眠、面瘫、牙痛，以及外感时出现的咽痛、扁桃体发炎，内关穴都可以治疗。

内关穴与阴维脉、任脉关系密切，所以还能治疗寒凝血瘀、气滞血虚所导致的痛经。除了这些，内关穴还可以用来治疗颈椎病、急性腰痛、药物过敏、过敏性哮喘等。

内关穴还有其他的应用范围，我也还在探索中，目前先把这些效果好的主治病症总结出来。

内关穴为什么能治疗这么多病呢？古人用天人合一感应来解释"同声相应，同气相求"。只有处在相同频率、节段才能产生共振感应。有的地方出现病变，内关穴能感应，并能治疗，就是内关穴和这些病变部位产生了共振。同时，内关穴处出现问题，这些部位也能感应，并能用来治疗内关部位的病变。

天字乙号——外关穴

外关穴是手少阳三焦经上的重要穴位，位置与内关穴相对。内关穴是内之关口，外关穴是外之关口。四肢躯干皆为外，所以说四肢躯干的问题都可以考虑从外关穴来治疗。

外为阳，内为阴；外为气，内为血。临床中可以观察到，内关穴可以用来治疗脏腑、血分的疾病，可除寒祛邪；外关穴可用来治疗气分、四肢躯干的疾病。内关穴与外关穴合用可以解决阴阳的问题。概括来说，内关治疗三阴病，外关治疗三阳病。

古人著书立说不会明明白白地写"阴关穴""阳关穴"，而是用"内、外"去隐喻"阴、阳"，要学会去破译古人的书写密码。

外关穴的治疗范围偏于四肢病变和气分病变。外关穴主要的功效就是行气、调气。外关穴可以治疗颈、肩、背、臀、踝的问题，还可以治疗肘、腕部的问题，但是疗效不如其他穴位，不需要作为重点记忆。它与内关穴一样，可以治疗胸腹内外的疾病，不同的是，外关治疗四肢、躯干病多些，内关加外关可以解决胸、腹、脘、胁、肋、后背、躯干的问题。人体气血由内出外要通过内之关口，由外入里要通过外之关口。

天字丙号——后溪穴

后溪穴，也是临床中常用的一个大穴。微握拳时，第5掌指关节尺侧近端赤白肉际凹陷处就是后溪穴所在。后溪穴的前方还有一个穴位叫前谷穴，前谷穴往前有一个穴位叫少泽穴，它们的名字联想起来像是经气从少泽而来经过前谷形成了后溪，如雨露充沛，沟渠充盈，流通而过。前谷穴的位置如同合谷穴，是一个藏风得水的好部位，但是针刺前谷穴，疼痛感太强，患者接受度不高，所以临床上医者多选择针刺后溪穴。

后溪穴能够治疗的疾病很多，但总体偏向于治疗脊背部的疾病，也就是足太阳膀胱经所过部位的疾病。这是因为后溪穴是手太阳小肠经的穴位，同名经同气相求，且后溪通督脉，所以能产生治疗效果。足太阳膀胱经循行过眼部，所以治疗麦粒肿也可以在后溪穴点刺放血，如放血后再行艾灸，效果会更好。针刺后溪穴能振奋阳气，它有解表、固表的作用，可以用于治疗皮肤病和盗汗。手太阳小肠经下行穿过横膈到胃，属小肠，"经脉所过，主治所及"，所以针刺后溪穴可以治疗呃逆。除此之外，后溪穴还能治疗头痛，目赤，耳聋，颈、腰、背、胸、胁痛，癫痫，妇人脏躁等疾病。

在针刺后溪穴的时候不要刺得太深，刺入0.5～1寸即可。也可以在穴位周围施用皮部阵法以减轻疼痛。进针不一定需要多么深，刺入0.5寸一样可以解决疑难杂症。《黄帝内经》讲九针，多为1～2寸针，除少数深刺骨骼，多是病在皮刺皮，病在肉刺肉，针多短于0.5寸。

天字丁号——中渚穴

中渚穴临床应用的频率也非常高，是手少阳三焦经的常用腧穴之一，位于手背部，当第 4 掌指关节的后方，第 4、5 掌骨间凹陷处。"渚"指水中沙洲，从关冲穴流出的一条河流，经过此处的时候形成了一个沙洲，所以称这"沙洲"为中渚穴。

中渚穴可用来治疗内科疾病、疼痛类疾病和五官科疾病，如呃逆，腹泻，腹痛，颈、肩、背、腰痛，头晕，偏头痛，眉棱骨疼痛，眼、口、咽、牙齿痛等等。

这就是中渚穴的主治范畴，当然还有其他的病症，就不一一列举了。

天字戊号——手三里穴

手三里，属于手阳明大肠经，在前臂桡侧，当阳溪与曲池连线上，肘横纹下 2 寸。手三里这个名字中的"三里"指的是长度，杨上善在《黄帝内经太素》里就曾说过，一里就是 1 寸，从肘尖到手三里的长度正好是 3 寸，所以叫手三里。如果从肘横纹开始计算是 2 寸，这里需要分清楚。临床实际取穴的时候，最好在这个位置周围寻找压痛点进针，效果会更好。

手上有手三里，下肢也有个足三里，两个穴位名字相似，且都是阳明经上的穴位，主治的范围也很相似。足三里穴能治的病症，手三里穴基本也能治疗。《针灸大成》中写到"手足上下针三里，食癖气块凭此取。"这两个穴位都善治脘腹、脾胃的病变。而传播很广泛的四总穴歌中"肚腹三里留"的"三里"也不单指足三里穴，还包括了手三里穴。

"三里"的"三"字还暗含了天、地、人三才之道。《素问·六微旨大论篇》记载"天枢之上，天气主之；天枢之下，地气主之；气交之分，人气从之，万物由之"。"天气"即自然界中的清气，"地气"即饮食水谷之气，"人气"即七情变化之气。天、地、人三个层次的疾病就是以天枢界定的上、中、下三个部位的疾病，"三里"穴皆可治疗。手三里穴可以治疗天枢穴以上部位的疾病，足三里穴可以治疗天枢穴以下部位的疾病。

而且手三里穴周围是一个穴位群，有主治腰痛的穴位、行气的穴位、调气活血的穴位等等。很多种疾病都可以在手三里穴方圆三里之内找到压痛点，所以说，手三里穴是人体养生的大穴。

天字己号——足三里穴

足三里是足阳明胃经的主要穴位之一，位于小腿外侧，犊鼻下3寸，是大家耳熟能详的穴位，可见它的重要性。但是，现在中医界对它的重视程度仍不够。《灵枢·九针十二原》

里说："阴有阳疾者，取之下陵三里，正往无殆，气下乃止，不下复始也。""陵"为高处，"下陵三里"，即高处下三里，也就是足三里穴。阳陵泉穴名字中带有"陵"字，所以阳陵泉穴的位置就高于足三里穴，这是仿照地势变化的穴位命名方法。

足三里穴通治上、中、下三焦，胸腔、脘腹的疾病都能治疗。足三里穴有一个很重要的功效，就是固护人体的阳气，对于阳气不足、体质虚弱的人来说，可以在足三里穴上做文章，最好再加上手三里穴。足三里穴与其他穴位配伍可用治不同的疾病，如配天枢、三阴交、肾俞、行间，可调理气血、补益肝脾，主治月经过多、心悸；配曲池、丰隆、三阴交，可健脾化痰，主治头晕目眩；配梁丘、期门、内关、肩井，可清泻血热、疏理肝气、宽胸利气，主治乳痈等。

天字庚号——太冲穴

太冲穴，位于足背侧，第1、2跖骨结合部之前的凹陷处，为人体足厥阴肝经上的重要穴位之一。有人认为，常说的"开四关"就是取双侧的合谷穴与太冲穴。实际上，古人说的"四关"就是肢体的四个大关节，即两侧的肘关节和膝关节。肘膝关节及以下是十二经脉的五输穴所处的位置，肘膝关节与脏腑关系密切，脏腑的疾病在肘膝关节都会有所体现。把合谷穴与太冲穴当作"四关"是一个错误的概念。

太冲穴除了可以治疗肝胆经循行所过部位的疾病，还有降颅内压和强心的作用。足厥阴肝经的循行过心中，所以有强心的作用。

太冲穴和中渚穴都可以用来解决胁肋疼痛的问题，那临床中应该选择哪个穴位来治疗呢？有一个判断的方法，就是比较太冲穴和中渚穴哪个位置压痛感更强，哪个穴位压痛感更强，就选择哪个穴位，如果压痛感相当，两个穴位都取。

足少阴肾经的涌泉穴位于脚底，与太冲穴位置相近。肝经与肾经有很深层的联系，所谓"肝肾同源"，在《素问·水热穴论篇》中有详细的记载："三阴之所交结于脚也。踝上各一行，行六者，此肾脉之下行也，名曰太冲。""太"代表至、最、大、极。《素问·上古天真论篇》说："女子二七而天癸至，任脉通，太冲脉盛"。太冲穴与太冲脉是有关系的，太冲脉是肾脉与冲脉相合之脉，必然与肾气相挂钩，这个地方象征阴血充盈，与女子月经来潮有着密切的关系，这就是太冲穴的来由。太冲穴也能用于治疗女子妇科相关的疾病。总而言之，只要是气血过旺导致的病变，如血压升高、颅内压升高等都可以用太冲穴治疗。

天字辛号——三阴交穴

三阴交，足太阴脾经常用腧穴之一，位于小腿内侧，当足内踝尖上 3 寸，胫骨内侧缘后方。其实，这个穴位并不应该叫"三阴交"，因为三条阴经在此处并未交会，而是在内踝上 8 寸的位置交会。内踝上 3 寸的这个穴位最早叫作"太阴穴"，原来的穴位中就有太阳穴、太阴穴、少阳穴、厥阴穴、阳明穴、少阴穴这 6 个穴位，《黄帝内经》中有记载，不少医家也在挖掘有关它们的信息。因为，这 6 个穴位极有可能与《伤寒论》中的六经存在联系。

太阴穴的主治范围也涵盖了妇科的疾病，只不过与内踝上 8 寸的真正的三阴交穴相比，功效有所差异。它真正擅长的是治疗皮肤疾病以及肠胃相关疾病。

足三阴经没有在内踝上 3 寸交会，还是叫它太阴穴更好。太阴穴在足太阴脾经上，可治皮肤病、肠胃相关疾病、头部病变、妇科疾病。内踝上 8 寸是足三阴经的交会处，糖尿病人会在这个区域有压痛，是疾病的诊断区域。

天字壬号——曲池穴

曲池穴，手阳明大肠经之合穴，位于肘横纹外侧端，屈肘时，当尺泽与肱骨外上髁连线的中点。曲池穴应用范围很广，是临床上很常用的腧穴。它具有清热的作用，如果遇到脑出血的患者，曲池穴可用来急救。有一位同道遇到了一个脑出血急性期的患者，当时患者头痛剧烈，他就问我有什么方法可以帮助到患者。我告诉他可以用十宣穴点刺放血，但是当时的主治医生不同意此方法，只能退而求其次，在百会穴、曲池穴、太冲穴进行按摩。如果能尽早地在这几个穴位点刺放血，就可以及时地把颅内压降下来。但是，当时的主管医生不同意这么操作，这也是我们作为中医大夫的遗憾。

作为中医大夫，如果遇上了危急的情况，一定要懂得针刺急救的方法，因为在这个时候，无论是什么方药都比不上针刺的效果。如果无法判断这个患者的昏迷是否由脑出血导致，可以通过诊脉来辅助，如果脉象洪大就可以在十宣穴点刺放血，因为十宣穴是井穴，穴位本身就具有醒脑开窍的作用。"急则治其标"是针灸急救的原则之一。

我在临床中接触过不少脑出血的患者，这些患者中，经过针刺放血急救的患者会比未经针刺放血急救的患者恢复得好，后遗症也少。针刺放血这种方法希望能被重新重视，毕竟一个医生不可能每天背着几十味中药满街跑。慢性病急性发作时，医生可以用独参汤、人参附子汤等来抢救，但一般情况下，中医急救还是以针灸为主。而且，可以用独参汤治疗的患者，同样可以用针灸的方法治疗。在这种争分夺秒的时刻，大家一定要懂得利用针灸在急症中的作用。学习针灸并不只是为了治疗肩膀痛、腰腿痛的患者，最重要的是救人于危难之间。

曲池穴的主治范围较广，可清气分、血分实热，亦可治疗皮肤病、胃肠疾病、急性乳腺炎、瘰疬、酒糟鼻、眩晕、高颅压、高血脂、头痛。

天字癸号——合谷穴

首先讲合谷穴的位置。先把手掌张开，拇指和食指根部连接的位置叫虎口，由口而入的位置称之为"谷"。孔穴的名字都有深意，虎口穴与合谷穴是两个位置。第 1 掌骨与第 2 掌骨小头连线所过的赤白肉际处，是虎口穴。从虎口穴再深入一些的位置才是合谷穴。合谷穴是临床当中应用范围最广，使用频率最高的孔穴。

合谷穴左右有第 1、2 掌骨，像被青龙、白虎环抱；后有腕骨，为玄武；前有虎口，为朱雀。这是传统堪舆学中典型的藏风纳气之处。虎口作为出入地，又属于"多气多血"的阳明经，如果虎口处皮肤颜色发青，通常提示气血有异，女子多有妇科问题。

合谷穴也可以用于诊断疾病，手掌并拢时，一般情况下正常人合谷穴的位置会鼓出一块肉来，而身患重病的患者此处多虚软，甚至塌陷。合谷穴塌陷，提示人体胃气衰败、中气下陷、气血亏虚。其次，通过按压两侧合谷穴产生的疼痛感的强弱，可以知道人体两侧气血分布的强弱。

合谷穴最重要的一个功效就是调和营卫，经常按摩合谷穴有助于调和气血，提高人体卫外的能力，也就是抵御外邪的能力。体质差、畏风、畏寒、易感冒的人都可以经常按摩合谷穴来改善体质。

合谷穴主治范围较广，包括头痛、头晕、鼻炎、扁桃体炎、喘证、痛经、闭经、胃肠疾病、荨麻疹、牙痛、颈腰痛、坐骨神经痛等。

合谷穴这个位置，如果常规直刺的话容易导致患者晕针，因为直刺合谷穴的针感太强，部分患者难以承受。故此，可以使用前面讲过的皮部阵法来减轻针感，避免晕针的情况。

总结

除了按照经络循行在本经上选穴之外，还可依据"上病下治，左病右治"的原理选穴。人体的内部气血与外部气血经过脏腑、毫毛、腠理相交换。中国人讲"天人合一""一气周流"，人体内外气血，无时无刻不在交换。

人体就是一个宇宙，宇宙间有问题就可以用物理学"虫洞效应"来解释。地球与比邻星之间的距离超乎寻常的远，相互之间发生感应需要很长时间。如果将穴位比作地球，痛处比作比邻星，那么它们互相之间发生感应，需要很长时间，所以治疗疾病时留针时间的长短亦会影响治疗效果。《黄帝内经》里所记载的留针时间短，一呼、二呼、三呼、四呼。现在有些病需要留针时间长，因为跨度比较大，但也有些疾病不需要长时间留针，甚至不需要用本经穴位治疗。例如左肘关节不适时针刺右肘关节进行治疗，是九宫魔方阵法中左病右治法的运用。"虫洞效应"说的是地球与比邻星在同一个平面内相遇可能要经过好长时间，如果把空间折叠，地球与比邻星之间通过特殊的隧道或孔穴，它们间的距离可以由亿万光年变为近在咫尺。这就是近代医家远端取穴的原理。不一定任何疾病都要远端取穴，有些特定的疾病，远端取穴的效果好。例如左侧手腕痛，针右手腕；上肢病，针下肢。首先它们之间有感应，感应可以不在一个平面，可跨平面空间存在，这个原理中国古人解释得更加直白，周流一气、天地一气皆可进入人体，也可以从人体出来。内部气与外部气相交流，皆是一气，此气可以在左手，也可以在右手。左右气也可以沟通，只是我们看不到，即不需要从左手到左肩，到右肩，最后到右手的经络相通，而是两内关之间直接作用。它们同名同地位，穴位的同频共振可以使它们跨空间、时间进行感应，治疗时有立竿见影的效果。

如果把要针刺的孔穴或部位当作一个平面的时间、空间，那疾病产生的部位就是另一个平面的时间、空间。它们之间发生感应后，必然通过感应的渠道发生联系。并不一定通过经络、经脉，它们会用最有效的渠道与对方发生感应。

十总穴所治疾病中一部分是因循经所过，一部分是因所处表里经，一部分是因所处同名经，一部分不在上述而在其他规律。无论是其他医家所说的脏腑别通，或其他相通方法皆在感应范畴内，都可用同频共振的原理来解释。

古人讲，感而隧通。病处与孔穴感应，疾病与皮部感应，疾病与经络感应，内部五脏六腑与五运六气感应，还有人与人的感应。内因、外因、不内外因，三者互相感应。这也可以解释为什么风水可以影响人，生辰八字可以影响人，人的出生年月日可以推算出五运六气等等。

十总穴到此就讲完了。每个穴位都没有讲解得太深入，能够起到普及针灸的效果即可，也希望大家在临床运用中能多多思考、多多总结。

历练篇

现在进入针道宗的历练篇，也是最后一篇。从第一篇修炼篇的炼体、练气、明堂识脉定穴，到阵法篇的四大阵法加九宫魔方阵，再到之前讲过的天字号十总穴，都是为了打好基础，大家不需要贪多，将这些方法熟练地掌握，就已经可以解决临床中遇到的绝大部分问题了。有些问题解决不了，也不要气馁，无论是中医还是西医都有其治疗范围，或者说治疗方法本身也有局限性，不要苛求。

历练篇中，我挑选了一些病症，围绕着之前所学过的内容，来给大家具体讲讲临床中实际操作的情况。我会穿插地讲到一些方药，给大家提供另一种治疗思路，但讲方药的内容不会太多也不会太深，以后会在方药宗的课程里详细讲授。

头痛

头痛从部位来区分，就有前额痛、偏头痛、巅顶痛、后头痛、全头痛这几种。疼痛的性质有动痛、刺痛、窜痛等等，这些内容在《中医内科学》教材中有很详细的介绍。

在这里，主要是分享一些我个人的针灸治疗经验。在分享之前，我要强调一个选穴的规则，之前也讲过，就是要由远到近、由少到多、由简到繁，取穴尽量选择肘膝关节以下的皮部，这个地方既是四关穴又是大部分五输穴的所在部位。历代医家都十分注重五输穴，五输穴的临床疗效确实优于其他穴位，可重复性又强，加之针刺相对方便，又可以带针活动，所以五输穴是我们取穴的重点部位。

选穴规则清楚之后，我们就来谈谈头痛，临床上遇到头痛的患者，务必先问清楚头痛的部位。

若患者前额痛，前额是阳明经经气所过的地方，治疗时可考虑从脾胃入手，但要注意两者之间并不存在绝对关系，可选中脘穴、内庭穴、公孙穴来治疗。

若患者巅顶痛，督脉过巅顶，所以可以从督脉来治疗，除了取督脉穴，我还常取太冲穴。《伤寒论》中巅顶痛为厥阴病的症状，所以也可以用吴茱萸汤来治疗。

若患者出现的是偏头痛，我常用的穴位有偏头痛1号、偏头痛 2 号、头维穴、血海穴。偏头痛 1 号位于手背第 3、4 掌指关节后 0.5 寸凹陷处，偏头痛 2 号位于脚背第 3、4 跖骨小头后 0.5 寸凹陷处，这两穴是治疗偏头痛的特效穴。针刺时先取手部的穴位，效果不佳时再加取足部的穴位；单侧偏头痛取单侧穴位即可，双侧偏头痛取双侧穴位；如果诊断偏头痛是气分病证，可选择对侧的穴位进行针刺，即"左病右治，右病左治"。用脑过度的时候常常会出现神经性的偏头痛，通常是血分病在头部的症状，所以可选用血海穴。

若患者后头痛，可选位于拇指末节中央，指甲根下方的头 1 号穴，用针轻轻点刺即可，无需强刺激，也可让患者自己点按。头后部有足太阳膀胱经、督脉循行所过，可以取膀胱经上的承山穴、束骨穴，也可以选既是太阳同名经穴又能通督脉的后溪穴，这样头后及项部的问题就能解决了。治疗头痛时，还可以试试在八髎穴周围的压痛点使用皮部阵法，为什么选这个地方，大家可以思考一下，多观察一下人体针灸模型！

若患者太阳穴疼痛，肓俞穴、足三里穴是治疗太阳穴疼痛的特效穴，一般取对侧。也可以取对侧的太阳穴，但是效果不佳。

若患者出现眉棱骨痛，常会根据患者的实际情况在太冲穴、公孙穴、解溪穴、昆仑穴这四个穴位中选择进行针刺。情绪不好的患者选太冲穴，脾胃功能不好的患者选公孙穴或解溪穴，腰部酸痛的患者选昆仑穴。临床中可以从细节出发来把握治疗方向。

上面就是头部不同部位疼痛的一些治疗选穴方法，但临床上头痛患者还常兼有其他症状，选穴时要根据兼症来选择配穴，如头痛兼有呕吐，可以再取内庭穴、中脘穴。

在这里需要再强调一下取穴思路，一般首选经验效穴，然后根据前面所讲的皮部及皮部阵法运用的内容，使用皮部阵法，最后再使用皮部阵法找天应穴，三者结合使用，一般的疼痛都可以缓解。

讲到头部，再提一下脱发和白发，这是很多人关心的问题。"发为血之余"，发是肾气之所发，心主血、肝藏血，脾为后天生化之源。头发的问题多与心、肝、脾、肾四个脏腑有关，说到底与头发有密切关系的就是肾水和血，治疗脱发应以针刺肾经、脾经、肝胆经皮部为主，再配合局部百会、风池、率谷等。

至于白发，并不是不能治疗，如果只用中药，治疗的时间会很漫长，配合针灸有助于缩短疗程。

鼻炎

在这里仅介绍几个简单的治疗鼻炎的方法。

第一，无论是过敏性鼻炎还是慢性鼻炎都可以用合谷穴、太冲穴、印堂穴这3个穴位治疗。

第二，人身体上大的孔窍，也就是九窍，都有它的特殊性。如果以鼻为前、耳为后作为参照的话，耳窍后，没有进入耳道的位置有一个反应区，按压此处就能起到通鼻窍的作用。这是我在临床中治疗一个痛经的患者时，无意间发现外耳道后侧可以通鼻窍，治疗鼻炎。

第三，针对感冒时出现的鼻塞流涕，可以在枕骨区寻找压痛点，在有压痛的部位使用顺经横排阵法，向下方针刺。用这种方法治疗后，疗效可以持续很长一段时间，症状不容易反复。一般的过敏性鼻炎的急性发作，也可以应用这个方法。

第四，在第2、3掌骨之间有一个治疗鼻炎的特效穴，实际临床中可以在两骨之间寻找压痛点下针。这个位置浅刺即可，无需太深。第2、3掌骨之间还有一个常用的穴位叫腰痛穴，注意不要找错位置。

第五，我治疗一个糖尿病患者时意外发现了一个穴位，它在阳池穴上1.5寸，再旁开0.5寸的位置，位于手少阳三焦经和手太阳小肠经之间，治疗鼻炎的即时效果特别好，针刺后立刻见效，治疗时运用顺经横排阵法即可。临床中针刺少阳经治疗疾病时，如果患者恰好有鼻部症状，针刺此处症状就会有所减轻，可能很多人都没有发现。

第六，如果鼻炎患者的鼻子周围和前额处有压痛点或按压有不适感，可以在局部使用皮部阵法。

冬天的时候，鼻炎患者比较多见，在这种情况下，如果针刺的效果不佳，可以联合方药进行治疗。过敏性鼻炎常见的症状就是打喷嚏、流鼻涕、鼻塞、鼻痒等。我在临床中发现，桂枝麻黄各半汤、麻黄附子细辛汤和小青龙汤这三个经方，根据患者具体情况随症加减后使用，治疗过敏性鼻炎效果不错。需要注意的是，麻黄会影响患者睡眠，故晚上不服药。另外还要注意，心功能不佳者，不能用麻黄，应以苏叶代替麻黄。以上处方需在专业医生指导下使用。

这里还有一个外敷的方法也分享给大家。先用荆芥煮水，再把毛巾浸入煮好的药汤中，最后，将热毛巾敷在鼻子上，有通鼻窍、散风邪的作用。

过敏性鼻炎发作的时候，患者非常痛苦，最好先用针刺缓解症状，再服用汤药。针药并用治疗过敏性鼻炎有很高的治愈率。

颈椎病

颈椎病的范围很大，包含颈源性眩晕、椎间盘异常、颈椎骨质增生等等，这些疾病发生的部位基本在颈椎及其周围，故都归于"颈椎病"的范畴。对于这个疾病的治疗，首先，我们要知道颈项前后部所过的皮部有哪些。直接取皮部运用阵法针刺，就能取得满意的效果，比如，当太阳经皮部发生问题时，就可以在太阳经肘膝关节以下皮部使用顺经横排阵等皮部阵法。其次，在患者颈椎周围普遍能找到对应的天应穴，也就是压痛点，在天应穴附近使用纵横截断阵或是顺经横排阵、顺经纵排阵，能解决相应的问题，但要注意的是在颈肩部周围针刺时不能过深，用针不熟练的不建议使用四方疏通阵，以免造成医疗事故。

如果是椎间盘异常、小关节紊乱引起的疾病就需要使用正骨的手法进行治疗。或者也可以进行针刺治疗，只要针刺得当，经络会自发地整复局部的筋骨错位，从而达到复位的作用。

人体后头部有个像漏斗一样的三角区域，在此处寻找压痛点使用皮部阵法向下平刺，可以解决颈、肩、背部肌肉僵硬的问题。少阳经所过部位疼痛，可选用中渚穴、绝骨穴或者落枕穴，中间的部位疼痛可以加上后溪穴和三间穴。有时颈椎病还会影响到天宗穴所在的部位,这时在天宗穴上、下、左、右使用皮部阵法,就可以解决问题。当颈椎问题引起眩晕时,在昆仑穴、列缺穴、承浆穴、后顶穴这4个穴位中随机选择一两个穴位针刺即可,无需全选。如果头部不能俯仰,也就是不能抬头、低头,可在治疗时加上承浆穴。如果受风后引起颈肩不适,就可选用祛风大穴犊鼻穴。如果现代医学检查显示有明显的颈椎间盘异常、骨质增生的情况,可加太溪穴。

最后再介绍两个顺经横排阵在肩背部的特殊应用,分别为可以治疗头痛、眩晕、中风后遗症、失眠等疾病的太阳顺经横排刺天部,可以治疗肾虚腰痛、急性腰扭伤、遗尿、尿频、小便不利、腹痛、腹泻等疾病的太阳顺经横排刺地部。可以说是在两个不同的位置进行顺经横排阵针刺。

太阳顺经横排刺天部一般在风门穴和附分穴周围进行操作,其实不必记忆穴位的具体位置,只需记住在大椎穴下方膀胱经背部经脉所过的两条线(脊柱旁开1.5寸线和旁开3寸线)上使用顺经横排阵法即可。在此处针刺有几个要点要注意:①不可深刺,如进针时针尖方向向下,深刺时就有可能伤及肺脏,造成气胸;②捏起皮肤进针。此外,根据颈肩部的肌肉走向,如果进针时针尖指向头部方向,可能会造成颈部的活动受限，引起患者的不适，针刺时针尖向下可以避免此类问题的发生。太阳顺经横排刺地部即在大肠俞穴和其向外旁开 1.5 寸处背部膀胱经的周围使用顺经横排阵法。

在这两个部位针刺是不需要使用手法的，针刺后会产生意想不到的效果，患者有时会自觉局部发胀、发热、循经感传等现象。留针时间一般在 30 分钟左右，期间行针 1 次即可。

肩痛

肩痛属于"痹证"范畴，肩周炎、肩部撞击症、颈肩综合征等也都属于"痹证"的范畴。我们单就"肩痛"这一个症状来讲解。

肩部不同部位的疼痛，可在相应的穴位周围寻找压痛点，用皮部阵法进行治疗。例如，肩前偏内侧部位的疼痛在内关穴附近寻找压痛点；肩部偏于手太阴肺经循行所过部位的疼痛可以在鱼际穴附近寻找压痛点；肩部介于手太阴肺经与手少阳三焦经循经所过之间的部位疼痛可在三间穴和合谷穴附近寻找压痛点；肩后侧手少阳三焦经循行所过部位疼痛可在中渚穴附近寻找压痛点；肩后侧下方手太阳小肠经循行所过部位疼痛可在后溪穴附近寻找压痛点。至于如何操作，前面已经讲过。

此外，我们可以按照以前学过的治疗方法，在手三阴、手三阳的皮部运用阵法，比如在肩周局部出现了明显的压痛点，就可以在此处使用纵横截断阵法去治疗。但要注意的是，在胸腔附近出现压痛点时，要避免使用纵横截断阵法，最好使用远端皮部阵法，以免针尖刺入胸腔发生意外。

治疗肩周疼痛的取穴顺序，还是按照先前讲过的由远到近、由少到多，由单一到复杂的基本规律，先取远端的经验速效穴，再取远端的皮部，最后取局部的天应穴，也就是感应穴位。也可以使用九宫魔方阵，在股骨以及髋关节周围去寻找压痛点。如果在腹股沟处找到压痛点，建议初学者不要使用针刺，按压即可，避免伤及股动脉，造成不必要的事故。

如果患者出现肩周不适，但不清楚不适的具体位置，就可以取同侧或者对侧的阳陵泉穴和申脉穴来进行治疗。

选穴及针刺方法说完了，再介绍几个治疗肩周疾病的处方。左肩不适时宜用柴胡桂枝汤，右肩不适时宜用大柴胡汤合桃核承气汤。首先，肩周的问题与少阳、太阳两经关系密切；其次，基于"左升右降"的理论，肝气左升，故左肩不适时宜用柴胡桂枝汤；肺气右降，故右肩不适时宜用大柴胡汤合桃核承气汤。如果肩部疼痛牵扯到胸腔，就要考虑是否是阳明少阳合病。如果肩痛的病程迁延日久、缠绵不愈，舌苔厚腻或如常，遇阴冷天时症状还会加重，那么这样的肩痛大多为痰饮所致，可以选择常用于治疗疑难杂症的指迷茯苓丸或控涎丹来祛痰逐饮。临床中，很多医生在治疗类似的疼痛疾病时喜欢用活血化瘀法，但往往疗效不佳。为什么呢？因为人体疾病可以分为气病、血病、水病，血病可以用活血化瘀的方法，水病出现痰饮就需要用祛痰逐饮的方法，所以疾病性质不同，治疗方法也不同，要仔细区别应用。

膝关节痛

在这里我主要给大家介绍几个治疗膝关节疼痛的简便有效的方法。

第一，膝关节内侧疼痛时，可以在尺泽穴周围找压痛点进行针刺。年龄比较大的膝痛患者，心脏往往都有问题，心脏不好的病人往往膝关节也不好，这是为什么呢？膝关节内侧有一个委中穴，它是一个多气多血的穴位，又是血郄，更是古代点刺放血的常用穴，我们都知道心藏神、心主血脉，所以说，心与膝关节之间有着密切的联系。针刺委中穴也能治疗心脏的问题。

第二，可以根据疼痛发生的部位来判断是哪条经脉出现了问题，然后选取膝关节以下对应经脉的皮部使用皮部阵法。

第三，如果患者在上下台阶时出现膝关节疼痛，可以在髌骨周围寻找压痛点，有几个压痛点就用皮部阵法处理几个，把髌骨周围所有的压痛点都处理好，膝关节在上下台阶时疼痛的问题也就解决了。此类的疼痛还可以在血海穴、梁丘穴、阴陵泉穴、阳陵泉穴各刺1针，也能取得满意的效果。另外，很多上下楼不便的老年人在八髎穴的位置会出现压痛，大家可以通过点按、针刺的方法把它处理掉，会有意想不到的效果。

第四，如果患者不能下蹲，可在委中穴周围寻找压痛点，然后用皮部阵法去治疗。若因病人病情需要必须在此处长时间留针的，一般会选用较小的皮内针，然后贴上胶布，因为腘窝处留针会影响患者正常活动。

第五，如果患者膝关节屈伸不利，可在肩胛骨内侧寻找压痛点，使用皮部阵法去治疗。

大家还要注意一点，膝关节不适时在背部对应的天应穴多在第4腰椎周围，如果在第4腰椎周围能发现压痛点，必须尽早针刺，不然会影响患者膝关节病的治疗效果。此外，在第5、6胸椎旁开的足太阳膀胱经所过的位置往往也能发现压痛点，最好使用皮部阵法一并解决。

在针刺治疗膝关节病的时候，可以配合方药，效果会更好。膝关节疼痛伴肿胀时，往往在膝关节内有积液，中医认为此病与水饮有关。如果患者不出汗、不恶风，局部也没有出现红、肿、热、痛，就可以选用治疗外寒内饮的小青龙汤。小青龙汤可以祛肺中痰饮，肺主治节，所以水饮留注于膝关节可以用小青龙汤治疗。在易学里青龙为震卦，震主足，这也可以解释小青龙汤为什么可以用来治疗膝关节病。如果患者不出汗、不恶风，膝关节局部发热，可用小青龙加石膏汤。还有一种情况，患者汗出、恶寒，膝关节肿胀，这属于风水，可用越婢加术汤治疗；如果恶寒严重，在越婢加术汤的基础上可再加适量炮附子；如果患者比较烦躁，情绪不好，还可以考虑用大青龙汤。使用这几个方药的前提是患者大便不干燥，如果大便干燥，疾病在阳明病的范畴内，就另当别论了。

再介绍一个增强体质的方法，用蜂王浆 250 克，蜂蜜 1000 克，搅拌在一起，每日空腹服用 1～3 次，平时可放于冰箱中冷藏。坚持服用 2～3 个月，对增强体质有很大的帮助。特别是经常感冒的老年人，服用以后可以增强人体的正气，固护体表、抵御外邪。注意，此药服用的时候不要加热，以免破坏药性。

踝关节痛

有些人的踝关节会出现习惯性扭伤，如果女性的踝关节经常出现扭伤的话，就要考虑生殖系统是否出现了问题。

踝关节出现不适时，可选用踝 1 穴、踝 2 穴、踝 3 穴进行治疗。

踝 1 穴，在拇指的第 1 掌指关节桡侧赤白肉际处，也就是鱼际穴上 1 寸左右的位置，不管此穴位周围是否有压痛点，均可在此穴位所在关节间隙处的皮部向下斜刺或向内斜刺，以治疗踝关节的疼痛。

踝 2 穴，在食指的第 1 指间关节和第 2 指间关节横纹桡侧缘的正中处。

踝 3 穴，在阳池穴周围，位于无名指指背正中央与腕背横纹连线的交接处。针刺时采用皮部针刺即可。

除了上述的 3 个常用穴位外还可以选外关穴来进行治疗，另外也可以在第 5 腰椎周围寻找压痛点，运用皮部阵法治疗。

踝关节疼痛的治疗还有一个方法，只需要 3 针，就可以治疗大部分的踝关节扭伤，疗效立竿见影。第 1 针，在外踝高点上 2 寸，靠近腓骨后缘的位置进针；第 2 针，在跟腱外缘，昆仑穴上方的位置，紧贴跟腱进针，以达到以筋治筋的目的；第 3 针，在踝关节内侧，太溪穴上方的位置进针。第 3 针适用于踝关节损伤后脚跟触地疼痛，如果不痛可不针。

痛经

痛经是妇女最常见的一个疾病，治疗的时候不需要把痛经看得太复杂，除了喝煎煮的汤药、吃止痛药以外，针灸可以说是见效速度最快的治疗手段，比如联合针刺内关、公孙、三阴交，效果很好。

在治疗痛经这个疾病的时候，我会优先选用耳穴中的神门穴。神门穴是一个很敏感的感应点，它所在的部位对应着耳诊中的盆腔区域，盆腔的任何问题都会在这里有所反应，痛经发作的时候，就可以在这个区域寻找压痛点进行针刺，见效会非常快。

除了耳穴神门外，治疗痛经还可以选择素髎、承浆、委中、犊鼻、承山、至阴、足三里等经验效穴，但不必每个都用，临床上可根据每个穴位的适应证对应运用，耳穴神门、素髎、承浆因取穴方便我常会用到。

这里有一个案例。有一家人从外地开车来太原，在途中女孩出现剧烈腹痛、晕厥，随即去到山西白求恩医院就诊，经检查诊断为"痛经伴肠扭转"，医院给予输液治疗，但一天过去了，症状缓解并不明显，就找到了我，想试试针刺的方法。当时我就针刺了耳穴神门，并在素髎穴点刺放血，疼痛立刻就减轻了。对于素髎点刺放血，大家可以在临床中观察，病人在疼痛的时候或者盆腔充血的时候，鼻头上会出现一些小的丘疹或者红肿突起，点刺素髎放血即可。

痛经与人体冲、任、带三条经脉关系密切，凡发作原因与任脉关系最为密切的，无论是隐隐作痛，还是疼痛固定且拒按，或者是痛而喜按、得温则减，都可以用到之前讲的九宫魔方阵，采取下病上治的方法，用承浆穴进行治疗。如果痛经引起腰酸、腰痛，可在局部或者委中穴使用皮部阵法。如果痛经是在外感风寒后发作的，可以使用祛风要穴龂鼻穴。有些痛经可在足三里穴下 3 寸以内的位置寻找到压痛点，进行皮部针刺，往往可以增强疗效，如果没有找到压痛点，就不必在此处下针了。承山穴主要用于疼痛位置固定、疼痛部位有压痛的气滞血瘀型的痛经，使用针刺或艾灸治疗都可。至阴穴在妇科疾病中应用很广泛，可以治疗痛经、少腹疼痛、妇人的白带异常和怀孕期间的胎位不正。

对于初学者来说，如果记不住经验效穴，就可以在腹部疼痛的部位寻找天应穴，使用皮部阵法进行治疗，但操作不熟练时不建议使用四方疏通阵，避免发生危险。针刺腹部前，一定要嘱咐患者先排尿，在膀胱充盈的状态下进针容易刺到膀胱。

有些患者怕针，我们可以选择捏脊的方法进行治疗。治疗时，从患者长强穴、八髎穴一直捏到胸腰结合处，反复几次，也可以起到及时缓解痛经症状的作用。

中药对于痛经的治疗有着非常重要的作用，针灸联合中药可以更好地治疗痛经，减少复发的次数。

腰腿痛

腰腿痛是历练篇分享的最后一个病症，不论是腰椎间盘突出症还是其他病理原因所导致的腰腿痛，治疗的方法都是同样的。

大腿部足太阳膀胱经所过部位的疼痛，可以在肱二头肌中点处针刺治疗。委中穴至承山穴之间的部位疼痛，可以在前臂内侧中点处针刺治疗。整个腰腿部都有疼痛感时，通常在手三里穴周围有压痛点，在压痛点进行针刺治疗。若坐骨点出现疼痛，可针刺中渚穴、合谷穴周围的压痛点。

五个指掌关节与腕关节之间的掌骨关节间隙对应人体的腰部，从小指侧开始到拇指侧，分别对应腰部的不同位置，小指腕骨穴部位和第1、2掌骨关节底间隙对应腰外侧部，第4、5掌骨关节底间隙和第2、3掌骨关节底间隙对应腰膀胱经循行部位，第3、4掌骨关节底间隙对应腰部正中线，治疗时可以同时针刺这几个部位，也可以根据具体情况选择相应处针刺。

对于腰部的问题，除了上述的阵法运用外，还可以在同侧膝关节以下寻找相应的皮部运用皮部阵法，也可以在疼痛局部的天应穴使用截断阵法，如果找不到具体的疼痛点，可以在整个腰部使用太阳经横排阵。当然也可以选择几个经验效穴进行治疗。先来说手上的，手上有腰痛点1穴、腰痛点2穴、腰痛点3穴，这三个穴位在高树中教授的书中都有记载，他分析的时候用的是全息理论，在此观点上我保留我的意见，但穴位是可以用的，经络它具有自己的体系，不要掺杂全息或其他的对应关系，就怕让大家形成经络就是全息的这个概念。其实经络只是包括部分全息，但绝不等于全息，比如有横向全息就有纵向全息，有点的全息就有线的全息等等，此处不多讲，以后的课程中会涉及。再说说腿上的效穴，治疗坐骨神经疼痛时，在腿上可以取双阳穴。如何找这个穴位，简单的方法就是先找到环跳穴和风市穴连线的中点，再向后1～2寸的范围内寻找天应穴，运用截断阵或横排阵或纵排阵或四方疏通阵进行针刺后可以立刻缓解疼痛。坐骨神经痛在后头部也可以找到用来针刺的穴位，在强间穴与头窍阴穴之间找到一个人字缝，可以在此处进行针刺，如果左侧腿部疼痛就向右侧针刺，右侧腿部疼痛就向左侧针刺。

　　上面就是我在临床上常用的一些针刺方法。接着再分享一个我治疗腰椎间盘突出症急性发作的治疗经验。腰椎间盘突出症的急性发作期，我通常会应用到十枣汤，十枣汤有几个应用指征。第一，患者体型正常或者稍胖；第二，怕热；第三，经常出现肌肉紧张、僵硬的症状，尤其是腰部的肌肉；第四，弯腰时自觉腰酸。使用十枣汤的时候，患者基本上没有水肿的症状。简单来说，怕热、无水肿的腰椎间盘突出症急性发作的患者可以用十枣汤；而恶寒、有水肿的患者可以用葛根汤，若恶寒严重的，可以用灸法或用麻黄附子细辛汤等。治疗之前，先触摸患者腰部是否出汗，有汗则去麻黄，加桂枝。

　　《金匮要略·五脏风寒积聚病脉证并治》还记载了一种情况："肾着之病，其人身体重，腰中冷，如坐水中，形如水状，反不渴，小便自利，饮食如故，病属下焦，身劳汗出，衣里冷湿，久久得之，腰以下冷痛，腹重如带五千钱，甘草干姜茯苓白术汤主之。"甘草干姜茯苓白术汤也叫肾着汤。如果遇到腰部特别怕冷且无汗的患者，就用葛根汤、麻黄附子细辛汤、肾着汤三个方子的合方来治疗。方中白术、茯苓可以祛水，细辛有很好的止痛作用。

　　讲到这里，针道宗历练篇也进入了尾声，在此我想分享一点针灸在临床急救中的运用和一些保养的方法。不管是脑梗死还是脑出血的患者，其汗毛孔都是闭塞不通的，经络、脏腑、穴位与外界也是无法沟通或者沟通甚少的状态，因闭塞不通而出现急性症状时，都可以针刺百会或在耳尖、耳垂、十宣穴、井穴放血。如果家中的老人平时血压高或者是气滞血瘀的体质，经常梳头或按摩头部穴位，然后再揉按中都穴，就可以起到活血化瘀、行气通络的作用，每个月在十宣穴、耳垂放血 1 次，创造出一个邪有出路的机体环境，就不会出现气滞血瘀、浊阴不降、清阳不升的局面，可以减少意外的发生。

讲解这些病症的时候，大家可能会发现我基本没有分析这些疾病的机理，是因为我们讲求的是实效，里面的病理变化、治疗的作用机理后期有兴趣可以再做深入研究。

最后我再强调一下提高疗效的方法：第一，是选速效穴，也就是经验效穴，有哪些穴位、如何选、怎么用，在前面的疾病讲解中已经说过，需要自己不断复习，加深印象；第二，要学会运用阵法，学会如何配合使用阵法；第三，要明白如何更有效地运用组合方法，如何远端取穴配合局部取穴；最后，要知道什么时候用什么样的辅助手法。

后 话

　　针道宗速效针灸修炼，历时三月，十八候，应三才之道，合天地之数，终筑基完毕。日后精勤修炼，融会贯通，坚其志，苦其心，劳其力，必有所成。

　　针灸筑基篇到这里就全讲完了，但是大家天医宗的修炼才刚刚开始。想起孙思邈孙真人的一段话："凡欲为大医，必须谙《素问》《甲乙》《黄帝针经》、明堂流注、十二经脉、三部九候、五脏六腑、表里孔穴、本草药对，张仲景、王叔和、阮河南、范东阳、张苗、靳邵等诸部经方，又须妙解阴阳禄命，诸家相法，及灼龟五兆、《周易》六壬，并须精熟，如此乃得为大医。若不尔者，如无目夜游，动致颠殒。次须熟读此方，寻思妙理，留意钻研，始可与言于医道者矣。又须涉猎群书，何者？若不读五经，不知有仁义之道。不读三史，不知有古今之事。不读诸子，睹事则不能默而识之。不读《内经》，则不知有慈悲喜舍之德。不读《庄》《老》，不能任真体运，则吉凶拘忌，触涂而生。至于五行休王，七耀天文，并须探赜。若能具而学之，则于医道无所滞碍，尽善尽美矣。"我们现在刚接触前两句话而已。漫漫中医路，天文、地理、人事均要了解学习，医道才能趋于尽善尽美。

最后送大家一句话："靡不有初，鲜克有终。"大家要不忘初心，努力探索天医宗的医道，穷其一生，方得始终。

牛小牛会在天医宗的明堂等着大家。